U0240805

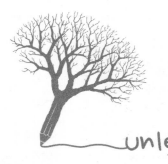

大脑起源

我们为什么这样说、那样做

[美] 蒂姆·阿什（Tim Ash） 著

韦思遥 译

机械工业出版社

CHINA MACHINE PRESS

本书从进化的角度解释了是什么让我们成为人类，跟灵长类的表亲们区分开来。回本溯源，我们的大脑在百万年的时间里如何发展和适应环境，决定了我们现在的言行举止、喜怒哀乐和一切生活方式。书中的内容结合了进化心理学、神经科学、行为科学等前沿成果，涉及学习、情感、决策、社交、文化等方方面面。作者用非常简明的语言概括了人类心理和行为的本质。书中还提出了让我们活得更加"原始"、更加高效的实用建议，帮助读者解放自己原始的大脑。

Original English language edition published by Morgan James Publishing ⓒ 2020 by Tim Ash. Simplified Chinese Characters-language edition Copyright ⓒ 2022 by China Machine Press. All rights reserved. Copyright licensed by Waterside Productions, Inc., arranged with Andrew Nurnberg Associates International Limited.

北京市版权局著作权合同登记 图字：01-2021-4928 号。

图书在版编目（CIP）数据

大脑起源：我们为什么这样说、那样做/（美）蒂姆·阿什（Tim Ash）著；韦思遥译. —北京：机械工业出版社，2022.6

书名原文：Unleash Your Primal Brain：Demystifying How We Think and Why We Act

ISBN 978-7-111-70975-6

Ⅰ.①大… Ⅱ.①蒂…②韦… Ⅲ.①大脑–研究 Ⅳ.①R338.2

中国版本图书馆 CIP 数据核字（2022）第 099105 号

机械工业出版社（北京市百万庄大街22号 邮政编码100037）

策划编辑：廖 岩 责任编辑：廖 岩
责任校对：李 伟 责任印制：刘 缓
盛通（廊坊）出版物印刷有限公司印刷
2022 年 9 月第 1 版第 1 次印刷
145mm×210mm·8.25 印张·3 插页·161 千字
标准书号：ISBN 978-7-111-70975-6
定价：69.00 元

电话服务　　　　　　　网络服务
客服电话：010-88361066　机 工 官 网：www.cmpbook.com
　　　　　010-88379833　机 工 官 博：weibo.com/cmp1952
　　　　　010-68326294　金 书 网：www.golden-book.com
封底无防伪标均为盗版　机工教育服务网：www.cmpedu.com

本书的赞誉

"这本书的可读性很强，蒂姆·阿什带着读者了解了基本的大脑功能，进而介绍了大脑的规则、怪癖及其可供性[⊖]的进化过程。在这个过程中，我们**收获了关于人类决策和人类行为的珍贵见解**。"

——罗伯特·西奥迪尼（Robert Cialdini）

《纽约时报》畅销书《影响力》（*Influence*）的作者

"这本书让我们重新对自己的思想进行了审视，这个过程令人着迷而又激动，让我们重新认识了什么才是重要的。"

——杰伊·贝尔（Jay Baer）

美国社交媒体策划公司 Convince & Convert 的创始人，《如何让你的产品被快速口口相传》（*Talk Triggers*）一书的合著者

"蒂姆对行为科学和进化心理学的研究进行了一番钻研，然后写出了这本很棒的书。这本书对很多人类行为进行了解

⊖ 可供性（affordance）也被译为示能，它是知觉领域里的一个新概念，心理学认为人知觉到的内容是事物提供的行为可能，而不等于事物的性质，事物提供的这种行为可能就被称为可供性。——译者注

读。**如果你想知道我们为什么会做出这些行为，那就读读这本书吧。"**

——苏珊·魏因申克（Susan Weinschenk）博士

《设计师要懂心理学》（*100 Things Every Designer Needs to Know About People*）的作者

"如果你想从心理学的角度了解注意力、情绪和认知唤醒背后的真正动因，那么这本书会对你非常有帮助！**本书的作者经验丰富、学术知识储备雄厚，读这本书很上瘾。我强烈推荐这本书！"**

——海达·玛蒂娜·索拉-迪尔（Hedda Martina Sola-Dir）博士

牛津商学院神经营销研究所研究员

"究竟是什么在驱动着我们？本书给出了言简意赅的回答，**它揭示了我们行为背后的进化学'原因'！"**

——菲尔·巴登（Phil Barden）

DECODE 公司总经理，畅销书《解码：隐藏在购买背后的科学》（*Decoded：The Science Behind Why We Buy*）的作者

"对你的大脑进行管理是你毕生的工作。这本书能够帮助我**们更好地理解自己从祖先那里继承下来的这套操作系统。"**

——洛雷塔·布鲁宁（Loretta Breuning）博士

《快乐大脑的习惯》（*Habits of a Happy Brain*）的作者

"如果你想改变别人的想法或者想要说服别人购买你的产品,那么你最好事先了解一下我们脑壳里的那块海绵般的物质是如何运转的。从化学、生物学到心理学和进化论,蒂姆·阿什撬开(是真的'撬开')了颅骨来向我们揭示并阐释大脑的魔力。这本书既是一段旅程,又是一个号令。**如果你能更好地理解我们是如何进行思考的,你就更容易掌握让别人采取行动的方法。**历尽沧海桑田,蒂姆还是让一切都归于本真……这是一次原始的解读……"

——米奇·乔尔(Mitch Joel)

《六个像素的分离》(*Six Pixels of Separation*)和 *Ctrl Alt Delete* 的作者

"人们说心灵也有自己的心灵。在这本**绝妙的书**中,蒂姆为我们介绍了一位陌生而又狂野的朋友,其实它是我们非常熟稔的老朋友了——它就是我们自己的大脑。"

——罗伯特·罗斯(Robert Rose)

演说家、内容策略师,畅销书《扼杀营销》(*Killing Marketing*)的作者

"这段旅程太狂野了!蒂姆的这本雄心勃勃的著作带我们领略了地球上的早期生命,又带我们了解了是哪些奇异的特质使我们人类独树一帜。睡眠、记忆、群体本能、动机、语言、文化、

合作——无所不包。**这本书不容错过，它真的会让你大开眼界！"**

——乔尔·康（Joel Comm）

《纽约时报》畅销书作家，演说家，未来学家

"这是关于我们原始自我的一次充满诱惑的启蒙！这是一本必读书籍，它能帮助我们理解为什么我们的行为既有可能导致失败，也有可能带来巨大的成功。"

——阿米克·哈钦斯（AmyK Hutchens）

获奖演说家，畅销书《搞定》（*Get It*）的作者

"蒂姆致力于把复杂的人类行为变得有趣、精练、易于理解，而且他对此满怀热情。**如果你想要了解人类的行为，那这本书应该出现在你的床头柜上。** 用不着对这个决定思前想后——用你原始的大脑去做决策，然后坐等被震撼吧！"

——威尔·利奇（Will Leach）

《从市场营销到思维状态》（*Marketing to Mindstates*）的作者

"了解生而为人究竟意味着什么——在蒂姆这本生动的书中，我们的进化历程跃然纸上。这是一本迷人的书籍，用兼具艺术性和科学性的方式讲述我们的原始自我。**这本宝藏读物藏着很多令人意想不到的深刻见解！"**

——布莱恩·克雷默（Bryan Kramer）

主讲人，H2H 公司首席执行官，畅销书《分享时代》（*Shareology*）的作者

"**这是一部引人入胜且可读性极强的杰作**，它回答了一个老生常谈的问题——'我们为什么会做出这个行为'，通过找出这个问题的答案，这本书将帮助许多人成为更好的自己。"

——兰斯·洛夫迪（Lance Loveday）

闭环公司首席执行官，《平均数大势已去》（*Average Is Losing*）的作者

"请系好安全带：你将坐在蒂姆·阿什旁边的副驾驶位穿越内心世界的各个角落、缝隙和隐秘山谷。**这是一次史诗般的、妙趣横生的愉快旅程！**"

——安·汉德利（Ann Handley）

演说家，《华尔街日报》畅销书《众媒时代，我们该如何做内容》（*Everybody Writes*）和《内容营销》（*Content Rules*）的作者

"蒂姆·阿什在这本激动人心的新书中介绍了如何'**由里及表'地说服别人**。"

——尼尔·埃亚尔（Nir Eyal）

《纽约时报》畅销书《上瘾》（*Hooked*）和《不可抗拒》（*Indistractable*）的作者

献给我的父母亚历山大和坦尼娅

他们为了创造我这个奇妙而出人意料的生命

做出了无数牺牲

献给我的兄弟阿提姆

他拥有开放的心胸和非凡的智慧

献给我的妻子布里特

没有她的爱和支持

我将无法承受家庭之重

献给我的孩子亚历山大和安雅

是他们让我日复一日不断进步

而也是为了他们，我将努力建设一个更美好的世界

我爱你们！

译者序

　　本书作者以极简的形式带读者领略了人类的发展进化历程，特别是大脑发展进化的历程。通过阅读这本言简意赅的作品，我们能够对人类的特质和行为特点形成新的见解甚至是颠覆性的认识。关于本书的内容，作者在文前部分已经进行了充分的介绍和预热，不再占用译者序的篇幅进行赘述。译者希望通过译者序向读者交代一些翻译过程中的选择，以便读者在后续的阅读中能够更顺畅地理解本书的内容。

　　首先，作者很注重阅读的流畅性体验，在概览式的讲述过程中，作者很少对专业名词和术语进行解释，也很少做注释。为了尊重作者这一有意为之的选择，我也避免画蛇添足，尽可能少做注解，只有在可能影响读者理解的情况下或者涉及对原文进行调整时，才加以说明。

　　其次，作者对语言的精练度有着很高的追求，他经常交叉使用长短句，并且会省略一些主语和宾语，在英文语境中，这样的表达或许不会对理解造成负担，但是在中文语境中，我不可避免地要对原文进行一些补充才能收到不妨碍理解的效果。即便如此，我在修订翻译稿的过程中深刻感受到作者的表达方式存在明显的"跳步"特点，即对词汇之间、上下句之间、上下段之间隐含的关系进行省略——书中"有意"或"有意识"等概念经常是作为"情绪""本能""反应""潜意识"等概念的反义词出现的，前者和后者具有对立的关系，然而作者并不会点明这种对立关系，而需要读者自己去加以理解。对于没有专业基础的读者而言，在不具备相关知识背景的情况下，初次阅读本书可能难以直观地意识到前后文的关系。这种表述方式的效率非常高，但是需要读者在阅读过程中保持注意力高度集中，并对内容之间的逻辑关系进行梳理。

最后，作者使用的许多词汇表面上看似是日常用语，实则有着神经科学与心理学领域的专业含义。例如文中反复出现的"学习"（learning）、"联结"（connection）、"经验"（experience）等词的含义都与我们的日常理解有着一些微妙的差异——在专业领域中这些词汇背后的含义是：基于特定的"经验"，通过建立神经"联结"而对事件之间的关系建立联系和联想，这个过程被称为"学习"——这与我们通常理解的学习某个知识、学习某种技能的那种更宏观的"学习"是不完全相同的概念。通过这番解释，读者或许能够感受到这些看似常用的词汇其实在本书中有着一定的学术内涵，这种微妙的差异以及由此产生的意义层面的鸿沟很难通过翻译来进行弥补，只能在译者序中加以提示，以便读者在阅读的过程中对这些反复出现的词汇逐渐加深理解。

翻译这种极简风格的著作对我来说也是一次新鲜的尝试。与那种"掰开了，揉碎了"的详细讲解不同，这种粗线条的勾勒能够在有限的篇幅内传递出海量的信息，在有限的篇幅里带你领略数亿年的进化历程。但是，这种风格为理解带来的挑战也是不言而喻的。毕竟，作者自己也在文前部分说："选择这本书的读者都很聪明，我拒绝为了扩大读者面而去迎合大众的口味。"在此与各位读者分享以上三点体会，希望对之后的阅读过程能够有一点点帮助。如果觉得难以理解，可以尝试从附录中寻找相关的书籍补充背景知识。如果读者能够在阅读第一部分时，边阅读边调整并适应作者的风格，那么在充分理解了第一部分的内容及其逻辑关系的基础上，第二部分的阅读体验将会豁然开朗，渐入佳境。

此外，如有翻译专业性方面的问题，还望不吝指正。

韦思遥

2021. 12. 31

为什么你应该读这本书

这本书讲了一个故事，告诉我们究竟是什么使我们生而为人。

远古的进化过程和新近的进化发展共同造就了我们的心理。我们并不是理性的、逻辑化的机器人。我们也不单单是非理性的野兽。相反，我们是二者的强有力的结合。我想生动地描绘出一幅蓝图，讲述我们是如何发展成这样一个奇怪的物种的。

然而，想要完完整整地描绘出人之所以为人的全部历程简直是天方夜谭。我首先得承认，进化论的观点只是众多观点之一。一种美妙的炼金术赋予我们独一无二的特性。我们不能简单地将其背后的原因归结为我们的生理特征。

尽管这是一本关于大脑的著作，但是我希望你能用心去阅读。

只有心灵才能真正看清——向内，看清我们内心深处的需求；向外，看清我们与更宏大的宇宙的联系和统一。我邀请你敞开心扉，通过智慧的眼睛来体察人类。

"对我而言，唯一的旅程，是走在一条有心的道路上，无论是哪条有心的道路，我都义无反顾前行，而唯一值得接受的挑战就是，走完它的全程。于是我走着，欣赏着，寻找着，屏息以待。"

——卡洛斯·卡斯塔涅达（Carlos Castaneda）
《巫士唐望的教诲：踏上心灵秘境之旅》
(*The Teachings of Don Juan：A Yaqui Way of Knowledge*)

欢迎来到人类的世界

我有一个雄心勃勃的目标——我想从进化的角度解释是什么让我们成为人类。

人类与我们古老的表亲们有着相似的大脑和行为根源。但是，此后的进化让我们走上了一条不同于类人猿表亲们的道路。我们新近发展出来的一些能力令人叹为观止——不过这些能力依然是在早期进化机制的基础上形成的。

大脑非常神奇，存在着很多关于大脑的含混不清的事实，你要学着接受这些事实。这本书聚焦于"人之所以为人"这个主题，在这方面，我希望这本书能成为你的一对一速成班。本书所探讨的领域虽然非常宏大，但是我会尽量让这本书易读易懂。

这世上本没有我想要的那本书

我每年都会读很多书——少说也得有几十本吧。

书籍是通往他人思想和观点的窗口。书籍就像利剑。它们斩除无知，开辟出新的方向和新的道路，点燃人的激情和想象力。

人们已经对海洋之深邃以及宇宙之浩瀚进行了探索。我认为大脑是最后一块未被探索的领域。我们可以用自己的大脑来研究自己的大脑，这是一种令人惊叹的自我观照，也是一场魔法的盛宴！

我浏览了数以百计的书刊、文献、学术论文和视频。然而，它们都没有描绘出在我脑海中酝酿出的那幅蓝图。

专家们固守在各自孤立的领域里，缺乏彼此之间的合作，所以无法整合出一幅更宏大的图景。编辑们倒是能总结出一些关键结果，但是他们更侧重于描述"是什么"以及"如何"，而常常会忽略背后的"为什么"。

正如《金发姑娘和三只熊》那个故事所言，没有哪份资料能称得上"正合我意"。要么太细碎，要么太宽泛，要么太言之无物，要么只适用于特定人群而不能适用于所有人。

所以，我决定写我自己的书

不过，我可不是从零开始。

我在本科和博士阶段研究的领域是计算机工程、认知科学和神经网络。我研究的是自组织计算机系统（self-organizing computer system），它能通过重复出现的示例进行学习。这个领域现在被称为人工智能。我有幸能在加州大学圣地亚哥分校

（UCSD）求学。加州大学圣地亚哥分校是一所世界一流院校，自成立以来半个世纪的时间里，它的声誉如火箭升空般迅速攀升。在那里，我有幸能进入一个跨学科领域学习，一饱"知识乱炖"的口福。神经科学家、经济学家、用户体验先驱、心理学家、计算机科学家和语言学家相互合作。这段经历教会我如何跨越边界，将多元化的信息整合在一起。

不过我不得不承认——我是个逃兵。

我没能完成我的博士学业。在研究生院待了七年之后，我开始了我的第一次创业。当时正值互联网时代的早期阶段，我经营着一家数字代理公司来帮助初创公司创业。我的重点转向如何让网站更高效。这个领域的学名是一个冗长的专业术语——转化率优化（Conversion Rate Optimization，CRO）。CRO 是个跨学科领域，涵盖心理学、用户体验、文案撰写、网页设计和对比测试。20 年来，我们 SiteTuners 公司的优秀员工与全球顶尖企业以及睿智的初创公司并肩作战。我们为谷歌、思科、亿客行（Expedia）、雀巢、西门子、汤森路透（Thomson Reuters）和财捷集团（Intuit）等客户创造了超过 12 亿美元的价值。

在此过程中，我写了两本关于登录页面优化的畅销书，其第二版有了更大的进步，这离不开我聪敏过人的同事莫拉·金蒂（Maura Ginty）和里奇·佩奇（Rich Page）的大力帮助。我还创办了国际转化大会（International Conversion Conference）并担任了十年的主席，在美国、英国、德国和法国举办过系列活动。能够为数字营销学科的发展贡献一分力量令我激动不已！

关于我的写作过程

在我坐下来准备写作之前，我必须先从阅读入手。

我重新翻阅了 30 多本书以及无数的文章、博客和学术论文。由此，我对进化和心理学的看法逐步成型。我已在附录中列出了全部书目，为的是鼓励你择其适者而读之——如果我能点燃你对这个领域的探索热情的话。其中很多书从不同的角度描述了相同的问题。我删掉了冗余的内容，对至关重要的进化内涵进行了更深入的思考。还有一些虽然有趣但却无关紧要的细节，考虑到这些细节对我叙述的故事主线没什么帮助，我也一并把它们摒弃掉了。

然后真正的写作开始了。

我先构架并推敲出本书的大纲和章节标题，然后我把所有的材料重新塞进独特的故事线里。在这个阶段，我添加了自己的想法、自己构建的逻辑框架以及思维实验。然后，我下笔并逐字逐句地雕琢。我希望你能从整本书中听到我生动有力的声音。

假如……，那么这本书不适合你

不是每本书都适合每一位潜在的读者。这本书也不例外。

为了节省你的时间，我列了一个清单，列举了几类不必阅读本书的人：

● **我喜欢让注释和脚注来打断我的阅读**——我不想破坏这本书的流畅性或可读性，我想让你专注于概念本身。你的生活已经够忙了，我想要在阅读中直接给出重要信息。这么做是为避免使这本书沦为一部研究项目报告，我更不能把这本书写成一本让人想放弃的书。如果你想了解更多细节，请阅读附录中的资料。

● **我希望有具体的科学研究来支持你的观点**——任何研究结论都只适用于特定的条件，更何况它可能很快就会被新的发现所取代。无论如何，假如你想把研究结论应用到你所处的具体情境中去，那么你得到的结果很有可能会发生变化。我希望你了解我们人类普遍存在的误区、捷径和倾向，关键的是，我想让你认清它们的确真实存在这一事实。

● **我想要简单浅显的概念和傻瓜式的语言**——这本书是为那些想要拓展、学习和成长的人所写的。我努力给出了大量细节。我尽量让语言生动活泼，同时也不妨碍把概念解释清楚。选择这本书的读者都很聪明，我拒绝为了扩大读者面而去迎合大众的口味。

● **我希望这本书适用于我的专业领域**——为了解释清楚为什么我们的大脑会成为现在的样子，我已经把这本书塞得满满当当了。如果想要把它应用到某个特定的领域，那么需要针对每个主题分别写一本书。请继续保持关注，你的愿望有可能会被满足哦……

这本书适合你！

我把这本书设计得生动有趣。我希望自己能作为向导带你遍历每个迷人的角落，我知道你已经对这场探索之旅跃跃欲试！

本书的写作目的是找出行为背后的原因，对行为背后那个"为什么"给出一个统一的、完整的回答——关于大脑运转机制的各种观点看似千差万别，但是我希望能够找出它们之间的联系，把它们整合成一个整体。

你在本书中将要了解很多内容，你可以把它们应用到各种各样的活动中去。如果我把各种可能的应用都囊括进来，那本书肯定会变成一部乱七八糟的大杂烩。不过，你可以反复挖掘本书的内容，从中探寻你对个人生活和职业生涯的洞见。带着新的眼光去反复阅读本书，去寻找它与个人成长、营销、销售、领导力、社区建设、政治、管理、成瘾、亲密关系以及许多其他领域之间的联系。

如果你已经读到了这里，那么这本书就是适合你的——让我们来解放你的原始大脑吧！

引言

甜点时间到!

你面前有一个多汁的苹果,还有一块巧克力蛋糕。

你可以自由选择。

等等,你的选择是自由的吗?

其实这个所谓的"选择"早在几亿年前就已经替你做好了!

> 这本书讲述的是人类的共性,地球上 7900000000 人都有着这样的共性。

经历了地球早期生命的残酷生存压力,我们的祖先被"锻造"出来。在远古时代发挥过作用的适应能力至今仍然存在于我们的体内——这些适应能力与昆虫和爬行动物的类似。在此基础上,所有哺乳动物后来都有进一步的能力发展,小到最小的鼩鼱(shrew),大到最大的鲸,无一例外。而有些能力是最近才被赋予我们的,只有我们的灵长类表亲和我们人类拥有这些能力。那么,如何解释地球上所发生的这次失控般的人类大爆发呢?大概只有我们传奇的物种进化过程能够对此加以解释。

> 想要了解我们大脑的工作机制，唯一的方法就是去检视完整的进化轨迹。

不论是年轻还是年迈，富有还是贫穷，内向还是外向，本书要探讨的主题无关个体差异，本书讲述的是我们人类如何利用一套基本操作系统来应对生活。

扔出一块石头，你知道它会坠落，然后会撞击地面。

一旦你理解了大脑的进化，我们的许多行为将变得更容易预测。从某种意义上讲（虽然有些可怕），我们是受激情支配的反应性动物，这和我们一厢情愿的想象不太一样——我们并不是拥有自由意志的理性天才。

首先告诉你一个坏消息：认为人们做决策和做选择是为了实现客观的个人利益最大化，这种观点已经被推翻。人类并不理性——甚至跟理性不沾边儿。

不过还有一个好消息：我们正在探寻人类究竟是如何以这些看似非理性的方式行动的，并探寻其背后的原因。换句话说，我们的疯狂并非无药可救。

我对大脑的看法深受进化生物学和心理学的影响。我并不认为我们的大脑设计已经趋于完美，我也不认为在茫茫宇宙中我们人类配得上享有崇高和特殊的地位。相反，我们只是一群特别会合作的猿类，于是统治了这个星球。在这个过程中，我们以贪婪的破坏性摧毁了整个生态系统。时至今日，我们以一种压倒性的力量，主宰着地球上各种生物的命运。

我们为了适应特定的环境而进化，但是飞速的社会进步以及迅猛的人口增长已经创造出一个令人眼花缭乱的新世界。在时间尺度上，面对这种令人目眩神迷的剧变，进化实际上已形同停滞；我们能依靠的，是那些把我们一路带到今天的东西。我们的远古祖先到底是如何一步步走到今天的？通过回溯远古祖先的来路，我们才能理解被我们所继承下来的惊人天赋以及那些同时继承下来的明显弱点。

有时候，我们的反应是恰当的，而且能给我们带来意想不到的帮助。我们能对复杂的情形进行评估，并在眨眼之间做出生死攸关的决定。而另外一些时候，我们似乎又成了自己的头号敌人——即使我们知道某些做法会适得其反，甚至有可能导致致命的后果，我们仍然重复犯着同样的错误。

揭开人类大脑的真实本质算得上是名副其实的顶尖前沿学科。生物学、神经科学、进化心理学、医学影像学、社会科学和行为经济学等领域的最新研究成果共同为我们揭示了大脑这一进化奇迹的内在工作机制。

这本书为你们所写——为你们这些充满好奇心和智慧的真理探索者们所著。

我想为你们呈现事物的本质，为你们绘制一幅地图，来描绘人类大脑内部的奇妙地形。

这趟旅程将会改变你，而且这种改变将伴随你一生。一开始，大脑对你来说可能十分陌生。不过，你会获得一些宝贵的观点，你会带着新的视角去膜拜那个主宰着我们、让我们能够正常运转的大脑，并带着这份感激之情重新回到你的生活中去。

忘掉你身边的那些先进技术吧——让我们进入你的颅骨内部去探索一番，看看它里面藏着什么宝藏吧……

准备好，这将是一趟疯狂的旅程！

目录

第一部分

认识大脑

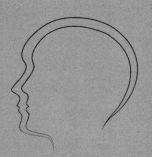

第一章　关于理性的谎言

弥天大谎

我们被一个谎言骗了。那是一个弥天大谎。

几千年来，它一直在以各种形式循环往复。这个谎言扭曲了我们对自己和他人的看法，也扭曲了我们与周围世界的关系。这个谎言有着深远的影响，它的阴险之处就在于它让我们不能自已地想要相信它：

> 我们与野生动物不同，我们之所以特别，主要是因为我们有理性思考的能力。

推理、论述、客观、真理、理性、延迟满足和计划——这些要素共同构成了我们关于人类最根本的本质的宏大信念。"我思故我在"，三个多世纪前笛卡儿如是说。我们都是他的哲学子孙。

试想另一种可能性——没有人希望自己不理性、冲动、肆意妄为或反复无常。由这样的人所构成的社会将无法运转，文明也将陷入混乱和暴力的泥沼。

还有一种更糟糕的可能，我们会不会是被反射控制着的愚蠢野兽？或者，我们会不会是受强烈的情绪和激情控制的野兽？肯定不是。没有人愿意承认自己善变、软弱或容易被操纵。

尽管我们的情绪有时会占上风，但是我们仍然认为大脑的理性部分是可控的——至少在大多数情况下是可控的。大脑是仁慈而冷静的主宰和掌控者。

这个弥天大谎真是让人感觉良好啊，甚至让我们受宠若惊——我们和其他动物可不只是在程度上有区别，而是在性质上有区别。我们是与众不同的！

情绪和决策

人们认为情绪是一种不招人待见的东西，它是原始自我的产物。我们认为强烈的情绪会导致扭曲效应，如果能够去除情绪带来的这种影响，我们肯定能做出更好的选择。事实上，我们把情况搞反了。

> 如果没有情绪，我们将会瘫痪。我们的有意识大脑能够分析信息，能为我们提供选择。但是，它无力做出决策。

情绪是生存的风向标。感觉越是强烈，我们就越是迫不及待地要对其做出反应。我们会朝着可能带来积极情绪体验的方向进发，期待有好事发生。我们会远离消极的体验，唯恐避之不及，希望能免遭痛苦。

情绪是原始大脑对其所能获得的所有信息形成的一幅快照。我们的"直觉"通常是可靠的，直觉能帮助我们在可供选择的选项之间做出抉择。在遥远的过去，各种各样的物种为了应对生存的挑战而进化出了各种化学小帮手。这些化学小帮手就是情绪的基础。

但是情绪也不能确保万无一失。快捷反应（shortcut）和自动本能曾经帮助我们的祖先生存下来。但是，那遥远的过去和我们现在所处的"文明"世界不尽相同。很多能够让我们的祖先活下来的反应方式，在现代社会中往往不是最优的，甚至可能适得其反。不幸的是，我们对这种反应方式几乎没有任何抵抗力。

> 进化已形同停滞，而且我们也不再以"野生"的状态生活在大自然里。然而，我们正在使用的这个大脑却是为了应对自然环境而形成的，我们也只能将就着用了。

关于大脑的观点千千万，为什么我们会对情绪驱动派观点如此抗拒呢？

故事还没讲完——我们的有意识思维总是试图从周围的世界中寻找意义。在混乱的环境中，它会寻找线索、探寻规律，以此来帮助自己预测未来。我们会给自己讲一些包含因果关系的故事。而这些故事最多只能算是"事后诸葛亮"或者"马后炮"。

在现代大脑成像技术的辅助下，我们可以以视觉化的方式看到原始大脑做出的决策。在原始大脑做出决策一段时间之后，一部分意识才会被唤醒，对原始大脑已经做出的选择进行合理化，或者对选择进行语言描述。

> 我们的意识能够为我们的选择编造一个可追溯的"理由"，但是早在这个理由产生之前，那个所谓的选择早就已经"盖棺定论"了。

伟大的科幻小说作家罗伯特·海因莱因（Robert Heinlein）是这样谈论人类的，他宣称："人类并不是理性（rational）的动物；而是善于合理化（rationalizing）的动物。"

我们可以尝试通过对话、治疗或正念练习来有意识地认识自我，但是我们永远无法直接触及大脑比较原始的古老部分。那部分大脑经历过残酷的竞争和进化的压力，正是这部分古老的大脑帮助我们的祖先在这个星球上熬过了最初的十亿年。这部分原始的、不具备语言功能的古老大脑藏在大脑深处，它是大多数行为和决策的源泉。

如果我们非要刻意地使用大脑的现代部分来处理所有事务，那会让我们过于笨拙且过于迟缓。在动物的世界里只有两条路，要么快，要么死；你大可放心，你的祖先都足够敏捷也足够快，否则也不会有你了。

大脑的原始部分依旧在——它们不知疲倦地运转着，它们容量巨大而且势如闪电。原始大脑能为大多数决策提供良好的服务支撑，而且能够启动恰当的行为。而能量密集型的现代大脑在很大程度上处于失活状态。只有当现代大脑的特殊能力与原始大脑互补，并且这些特殊能力对手头的任务有帮助时，现代大脑才会被唤醒。

我们是进化的结果

我们曾以为人类在宇宙中拥有特殊的地位，但是随着科学的不断进步，这样的迷思也逐渐被埋藏进深深的角落里。

我们曾以为整个宇宙中的天体跳着机械的舞蹈围绕着地球旋转，不过我们现在也不再相信这一套了。我们知道人类生活的这颗星球围绕着一颗微不足道的恒星运行。这颗恒星位于一个不起眼的星系的外边缘，而在这个星系之外至少还有 2000 亿个其他星系。太阳有 700000000000000000000000000000000000（700万亿亿亿亿）个姐妹。更多的行星——包括那些有生命的行星——围绕着这些太阳的姐妹们运行着。

在地球上，数十亿年的进化过程中产生过无数物种。如果你认为人类撞了大运超越了这个进化过程，那么我得告诉你这种迷思可能来自你目空一切的妄自尊大，也可能来自你有意而为的任性无知。第一个生命是自体复制的病毒，我们都与它密不可分——它是我们所有人的母亲。

机会和环境

我们是随风飘荡的蒲公英种子。哪怕是一次微弱的助推，也可能把我们引向全然不同的、无法预见的歧途。感官输入对我们进行着狂轰滥炸，在我们毫无意识的情况下，感官输入深刻地塑造了我们。

我们当前的状态——也就是让我们走到今天的所有一切，以及这一切所承载的记忆——同样影响着我们。例如，一个在早年经历过战争创伤或个人创伤的人，他的大脑模式会被永久改变。即使是非常微妙的力量，也能使我们对同样的事件做出截然不同的反应。并不是所有的影响都来自于遥远的过去，其中也有一些影响可能是最近刚刚发生的——仅仅几小时、几分钟或几秒钟之前。例如，当人们处于睡眠不足或饥饿状态时，他们会变得更冲动，大多数人应该都有这种体会。

假设把我们的原始大脑视为一台机器，它会对接收到的海量信息进行自动检查、区分优先级，然后忽视掉绝大多数信息。必要时，这台机器也会产生反应——不断提升我们存活的可能性。

我们被一种强大的力量支配着，它超出了我们的理解范围，这种力量甚至是我们看不见、摸不着的。我们无法真正掌控身体——无论是内在还是外在。至于"我们是自己人生命运的主宰"抑或"我们是决策的主动'选择者'"这类想法，不过是一种聊以自慰的错觉罢了。

第二章　原始大脑 vs 意识大脑

无脑生命

宇宙大爆炸!

138 亿年前，我们的宇宙骤然闪现，与此同时开始扩张，物质最终开始聚合——形成恒星。核熔炉被点燃，产生核聚变。较轻的元素在恒星内部转变为较重的元素。尘埃云在引力的作用下被压缩，形成固体团块或气化球体。其中一些星球被临近的恒星的引力俘获。

我们的地球形成于 46 亿年前。几乎在同一时间，生命诞生了。可能早在 42 亿年前，生命在液态海洋的深处，在火山岩浆喷口附近出现。但是在其他多数地方，生命诞生的里程碑大概在 34.8 亿年前才被竖立起来。

生命的先决条件非常明确。生命必须能够自行繁殖和繁衍，可以通过直接复制或克隆来实现，也可以通过更复杂的方法来实现。繁殖必须持续而精准地进行——能够靠谱地产生活的有机体。这种复制保真度（copying fidelity）很重要。否则，在世世代代之间反复出现的复制错误最终将会导致灭绝。生命还必须保证"硕果累累"，需要频繁进行繁殖才能确保物种延绵不绝。繁殖能力的高低取决于当前环境的恶劣程度或宜人程度。这种权衡很艰难。在困难时期多生几个后代可能是一种保险的策略。不过，这种做法也可能只是单纯地造成了精力的浪费，进而让你的生存前景更加暗淡。

请注意，生命的需求清单上少了件东西——大脑。的确，早期的生命形式根本没有大脑。

我们为什么需要大脑

已知的关于最早的大脑的确凿证据距今只有 5.2 亿年的历史。生命的出现和大脑的出现之间存在着漫长的时间间隔。

那么，我们为什么需要大脑呢？

地球上有很多生命形式没有大脑也能正常运转，而且它们都活得挺好。看看周围的真菌、微生物、细菌和病毒（当然得用显微镜看），你此刻就游荡在一团肉眼不可见的微生物迷雾之中。它们都没有大脑，却能非常高效地存活。

当然，这些都是相对简单的生命形式。它们甚至不是由细胞构成的。细胞是个微观奇迹，它集动力装置、垃圾处理、入侵防御体系、工厂以及维护设备于一体。

我们再来想想，多细胞生命呢？

我们所生活的这个星球被各种复杂的多细胞植物覆盖着。很多植物所展现出的适应性行为简直可以用"充满智慧"来形容。花朵只在太阳出来时才开放。树液能够治疗和修复伤口。桉树通

9

过脱落有毒的树皮来毒害附近的竞争者。某些松树的种子只有在森林大火的余温之下才会发芽——只在有机会茁壮成长的时候才会发芽。而这一切都不需要大脑。

那如果我们只看动物呢？

似乎仍然是死胡同一条。有些动物的整个门类都没有大脑，但也一样能正常生活。这些动物包括海胆、珊瑚、水母和海星。早在我们的祖先爬上陆地之前，这些海洋生物就已经繁衍生息了许久，可以说是历尽沧海桑田了。

甚至有证据表明大脑曾经在某些动物身上出现过，但后来又被摒弃了。某些海绵是有大脑的生物的后代，但是维持大脑运转的成本很高昂。所以，这些海绵把大脑进化没了。

在寻找大脑存在原因的过程中，不起眼的海鞘为我们提供了关键的线索。这种海洋动物生来就有大脑。它会游泳，它出发了，它找到一块漂亮的石头，于是它就附着在石头上度过余生。接下来发生的事情令人大跌眼镜：它把自己的大脑吃掉了！没错，它利用分解大脑所产生的能量来建立消化系统。一旦它附着在自己的永久居所之上，它就得从身边的漂浮物中获取营养。大脑不再被需要，它的能量被循环利用了。

> 在免不了要运动的世界里，为了应对飞速的变化，我们进化出了大脑。

遵循配方

"个体发生重演系统发育"（ontogeny recapitulates phyloge-ny）——虽然有着浓浓的希腊腔调，但是这并不能削弱这个概念的重要性。个体发生（ontogeny）是指生物体的身体发育。系统发育（phylogeny）说的是在成长过程中，个体要经历其祖先在漫长的进化长河中所经历过的所有重要的中间形式。

假如把所有的生命看作一个基础的遗传配方，你可以对其进行调整和改进，甚至可以添加步骤。不过你仍然需要按照正确的顺序来建构生命。在子宫里，我们都要经历细胞分裂和分化的阶段。然后我们把心脏和循环系统加了进去，之后像蝌蚪一样长出四肢。之后，我们造出眼睛和大脑，并阻止脊椎末端长出尾巴。最后，我们把和猪差不多的身体变成了与人类相似的身体。我们把数十亿年的进化历程快进了一遍，然后造出了我们自己！

大脑发育也是如此。古老的脑干和运动皮层首先发育。额叶在我们成年后才会成熟。人类大脑中最后一个完整"交付"的区域是前额皮质——只有到了二十五六岁的时候它才发育完全！它是掌管计划、自我控制和"执行功能"的脑区。

对人类来说，青年时期的大脑弹性极大，在这个阶段，大脑的尺寸和能力都会产生极大的飞跃。在此后余生大脑也能不断进行新的适应。在遭遇了某些严重的身体伤害之后，大脑能够神奇地对感受区和肌肉控制区进行重新映射，以此适应新的现实。在短期禁食和饥饿的情况下，大脑还会通过生长新的脑细胞来变得更聪明，以此来提升未来能找到食物的机会。不过，我们从一开始就是遵循着基因配方来构建大脑的，这一基本观点至关重要。

> 进化保留了过去有效的构造，而后添加新的大脑功能来帮助我们适应和生存。

重要的大脑系统

我的观点可能会让一群愤怒的神经学家和古生物学家气到想要把我撕成碎片。在悲剧发生之前，我必须先承认，刚才所讲的全部内容都是极简版本。真正的大脑要复杂得多。不过，我还是打算只勾勒出它的简单轮廓。

可以把人类的大脑想象成四个系统，每个系统都有单独的子系统。大部分系统是紧密相连的，它们通过相互传递信息来进行互动。它们时而合作，时而相互竞争，甚至会凌驾于彼此之上。

在本书中，我偶尔会提到特定的脑区和化学物质。不过你不需要记住或掌握这些细节。

人类大脑的四个主要系统包括：

● **基本生存**——脑干和下丘脑的职责是让这盏生命之灯长明不灭。在你睡着的时候，是它们让你的心脏继续跳动，并确保你即使处于无意识的状态下也不会忘了呼吸。

● **复杂的自动反应**——边缘系统包括杏仁核、海马体、扣带回、丘脑和隔区（septal area）。它负责记忆、情绪和唤起。因为强烈的情绪和刺激会产生最生动的记忆，所以这些区域相互关联。记忆能够帮助我们在未来遇到类似情形的时候得以生存。

● **有意运动和动作**——基底神经节对有意运动和身体控制至关重要。这个系统使我们能够学习新的运动技能，并且能通过重复和体验来日复一日地优化这些技能。

● **社会行为和计划**——我们是地球上社会性最强的哺乳动物，前额叶皮层贡献很大。我们可以在由数百万陌生人组成的庞大网络中高效合作。这使得我们能够执行旷日持久的复杂计划。通过这个系统，我们还能够对自己在社会部落中的处境形成流畅的认识。我们可以通过对行为进行内在的模拟和建模，来对各种行为过程进行推断。

将上述的四个系统称为"脑区"是错误的，因为它们在运行过程中并不是彼此孤立的。它们之间有着强有力的直接关联。例如，眶额皮层（orbitofrontal cortex，OFC）是大脑中负责对强烈的情绪进行整合的区域，它还会进一步把情绪纳入有意识的决策过程中去。为此，眶额皮层直接与脑干和杏仁核连在一起。通过这种交流方式，它将决策与大脑中更古老的负责基本生存以及负责体验恐惧的结构联系起来。

请记住以下基本内容：

● 我们的大脑保留了仍然发挥着作用的古老大脑结构，并对其进行了调整。所有主要的系统都已经在许多其他物种的大脑中存在了很长时间，事实证明这些基础结构是很有效的。只不过这些系统的布局、复杂性和尺寸千差万别。

● 与古老物种相比，人类大脑中相对较新的区域要发达得多。较新的区域也与古老的大脑区域紧密相连。

● 大脑的不同系统会在不同的情况下被激活并处于主导地位，这是由环境所决定的。在危机时刻，我们古老的生存本能会凌驾于现代的大脑结构之上。只有在没有直接威胁的情况下，与社会思考相关的大脑结构才会运作。

化繁为简，发挥效能

关于大脑的复杂性，我们仅仅触及了一点皮毛，不过我还要把它进一步简化。为此，我想把大脑简化为两个部分：

● **原始大脑**——原始大脑是所有古老结构的组合，它负责在你的生活中开启"自动驾驶"模式。它致力于满足生存的必要条件。原始大脑处理着海量的信息，它永不停歇，从不疲倦。它将缤纷多彩的信息融入即时的决策和行动。有时候，我们的身体也能体验到这种原始的智慧，那就是所谓的直觉或"第六感"。为了提高工作效率，原始大脑会走捷径。这有赖于从过去的经验中习得的无意识冲动和抑制型本能。

原始大脑会对兴奋产生反应，也会对积极情绪和消极情绪做出反应。大多数不能引起强烈反应的情况都会被无情地忽略。忽略和简化有两方面的好处——既能节省能量，又能加快决策速度。

● **意识大脑**——大脑中更现代的部分是我们能够通过有意思维或通过意识去触及的部分。我们在社会部落中的地位和动态关系会不断变化，意识大脑所包含的区域就负责对这种不断变化的社会关系进行定位并且做出规划。这部分大脑也负责语言和抽象的符号思维。

意识大脑需要消耗巨大的能量，它的容量也非常有限，而且很容易疲劳。它还很容易被打扰，容易中圈套。意识大脑自以为自己是掌权的。实际上，在干活儿不惜力的原始大脑面前，意识大脑基本上只能靠边儿站。只有在不存在迫在眉睫的生存威胁的情况下，或是没有新情况出现的时候，我们才会参考意识大脑的意见。在不参与抽象思维的时候，意识大脑的默认设置是——只负责思考社交方面的问题。

本书的核心内容就是这两种大脑之间的合作与拉锯。

第三章 大脑的基础

"恶心" 的解剖学

先把关于意识的哲学争论放在一旁，我将在整本书中使用
"大脑"一词，尽量避免使用"心灵"一词。人们习惯认为大脑
是独立于身体之外的一个部分———一个控制单元和一个主宰者，
大脑就像是操纵木偶的人，操控着身体去做各种事情。

大脑不仅仅是藏在我们头盖骨里的果冻状物质。更确切地
讲，我们所谓的大脑是一个完整的中枢神经系统。除大脑以外，
中枢神经系统还有许多触角，它们像一条条粗粗的绳子，穿过脊
椎，联结到身体最远的末端。这些周围神经存在于每块肌肉、每
个器官和每个关节中。它们一直延伸到你的指尖和脚趾。

大脑可以通过神经细胞迅速地作用于身体的各个部位。自主
（内脏）神经系统（autonomic／visceral nervous system）直接与进
化意义上的最古老的大脑结构相联结。它维持着我们的呼吸功
能、消化功能、睡眠功能和其他无意识的过程。肌肉骨骼（随
意）神经系统（musculoskeletal／voluntary nervous system）让我们
能够有意识地移动身体，它联结负责运动控制的脑区，这些大脑
区域分处不同的进化阶段。

来自身体的信号通过神经细胞的轴突传递到大脑。这些细细的金属丝状的结构可以延伸长达 1 米的距离。绝缘的脂肪可以保护轴突，隔绝周围的神经活动可能导致的串线和噪音。你可以把轴突想象成体内的电缆，它可以快速并可靠地跨越遥远的距离传送信息。

这些信号要么一起通过脊髓，要么直接进入脑干。从这个地方开始，信号将被传递到大脑中的众多相互联结的区域。

但是神经元和神经元之间并没有直接的接触。为了形成一条信息链并传递信息，神经元必须在彼此之间的小缝隙上架起桥梁。它们之间的小缝隙被称为突触，突触有其独特的复杂解剖结构。突触之间的活动是以化学反应的速度进行的，这个速度相对而言比较慢。每个轴突都会喷射一种叫作神经递质的特殊化合物。一些邻近的神经元有专门的区域负责探测和捕获这种特殊的化学分子。这个专门的区域叫作受体，它们训练有素，只"听从"某些特定的神经递质的差遣，当特定的神经递质漂过突触时，在缝隙的另一边，神经递质与匹配的受体结合。一旦这种结合发生，神经元将通过轴突将信息以生物电的形式传递给其他神经元。

大脑是一个受到层层保护的器官。它不仅被厚重的颅骨保护着，还有液体可以缓冲物理冲击。大脑在非常严格的温控环境下作业。即使是 0.1 度的温度变化也可以对大脑的精密功能造成损害。身体能够承受发烧导致的体温变化，但是一旦大脑无法维持恒定的温度，游戏就结束了。大脑的运转需要大量的血液来支撑，这些血液必须通过血脑屏障进行过滤，这样才能防止有害的化学物质污染大脑内部的脆弱环境。

尽管有这样的层层保障，某些化学物质还是可以通过血液抵达大脑并对其产生影响。它们可以是体内自然产生的，也可以是从体外引入的。大脑本身也能够产生负责传递信号的化学物质并把它们输送到身体里，大脑还能指挥其他的器官来制造这些化学物质。

> 大脑并非像木偶操控师一样操控着身体。在大脑和身体的其他部分之间持续发生着化学沟通和生物电沟通。

大脑本身并不是一个自成一体的单一构造。有人把大脑想象成一碗缠结在一起的意大利面，每个部分都与其他部分有着大量且随机的联结。思想和行动竟不可思议地从这团混乱中应运而生。实际的情况是，大脑中的大多数联结都是小范围的局部联结，它们只与附近的区域互通有无。一旦需要与较远的大脑区域进行远距离沟通，联结就会变得相对稀疏。换句话说，大脑有它自己的内在组织，我们最好把大脑视为一个系统，该系统由承担特定功能的不同区域构成。

经验构建大脑

我们大脑中的某些部分并不是为了学习而存在的，它们按照自动程序行事——而且这套程序是由基因决定的。我们需要这样的"先天的知识"来控制消化、呼吸、新陈代谢、生物节律和循环。我们还需要对"战或逃"（fight-or-flight）等紧急情况迅速做出有效的反应。这些都与学习无关。

> 人类大脑中还有一些部分会根据经验进行学习，这使我们能够更好地适应特定的环境。

学习主要发生在我们的幼年时期，发生在我们与他人和环境互动的过程中。成年之后我们即便想有意识地忽视这些早期的学习经验，也很难做到。你可以把幼儿期看作本能的第二波发展——这是因环境而异、因人而异的发展，每个人在幼儿期的发展都是个性化的。

在幼儿期，我们的大脑会发生巨大的变化，而且它"能屈能伸"。在某个阶段，大脑的某些部分会突然狂野地爆发出一堆新的联结——大脑让神经元与尽可能多的邻居们形成联结。在两岁到七岁这段时间，我们会把这片杂乱的灌木丛修剪得更易打理。孩子们吸纳大量的经验，并开始对这些经验进行整理，从而形成一种个人观点，以此来理解"事物应该是怎样的"。从出生的那一刻起——甚至从我们还未离开子宫的时候开始，我们每个人的经历就已经千差万别。不同的经历叠加不同的基因，最终会产生成千上万种不同的本能。这些早期的生活经历终将成为我们每个人的事实和真理。

在这一阶段中，联结会呈爆发式发展，为什么会出现这种情况呢？一开始，我们并不明白什么才是重要的。后来两个同时放电的神经元之间会形成更强的联结，通过神经化学的作用，两个神经元之间的关系在结构层面得以强化。联结的周围会形成一层更厚的绝缘脂肪，从而保障了更好的信号传输——消弭了来自附近其他神经元的串音或噪声。通过建立联结，神经元在未来将会更容易进行串联协作。

对于在同一时间或同一地点反复发生的事件，我们的大脑会自动地在事件之间建立联系。如果某件事只发生了一次，它可能只是随机事件。但是如果某件事规律性地发生，我们就能对事件的发生规律或模式进行学习。

> 一起放电的神经元就会联结在一起。

经验能帮我们从最初的混乱中找到秩序。同时发生的事儿更容易在脑中形成联结。其他那些不常用的联结会因忽视而被逐渐弱化。长年累月，有些联想就会自然而然地形成，这就像在空旷的高速公路上开跑车很容易超速一样顺理成章。还有一些联想的建立就没那么容易了，建立那样的联想需要付出巨大的努力，就像在荒野中徒步旅行一样——迈出的每一步都要付出扎扎实实的努力。

用进废退

在主要的生长阶段结束之后，我们成年人的大脑仍然可以继续改变。如果你在事故中失去了一根手指，大脑中负责处理这根手指的感觉的对应区域可以被重新映射到你身体上的临近部位。短期和长期的禁食也会导致新的脑细胞生长。

情绪和重复性是强化神经元间联结的两大重要驱动力。如果某件事能够带来积极的情绪体验，我们就会希望它重复发生。如果某件事会带来消极的情绪体验，我们就会尽量避免它的发生。

强烈的情绪为我们指明了什么应该被记住。如果某件事平平无奇或者完全在意料之中，那么这件事就会被立即遗忘，而且也不会让我们的大脑产生变化。而危险的事情——比如你在大火中把手烧伤了——会引发许多强烈的情绪；诸如此类的受情绪影响的学习会发生得非常迅速——通常只需要一次戏剧性的经历就能建立起联结。

如果某件事反复上演，我们就可以通过反复练习和不断预演来获得一定程度的熟练性。即使是例行公务地重复某些枯燥的事项也能够强化这种联结。但是，如果某些经验不能被重复，那么支撑它的大脑区域就会逐渐弱化，甚至在一段时间后可能会消失。这一过程能为我们节省能量，因为这样一来，我们就不用为了维持那些"用不上"的能力而白白消耗能量了。

在人生后期建立新的神经回路是比较困难的，原因在于我们已经建立了许多敏捷高效的神经回路。随着我们逐渐衰老，这些已有的神经通路会出现普遍性的衰退，既有通路的存在加之衰老的共同作用，使人很难获得新的能力。

俗话说"老狗学不会新把戏",还真是话糙理不糙。

再简要地强调一遍——大脑和身体是密不可分的。如果想要从长远上改善各种心智功能,需要进行自主的锻炼并保证充足且有规律的睡眠。运动可以减缓与衰老有关的认知能力下降,而且运动具有很强的抗抑郁功效。运动还是在身体层面和情绪层面应对压力的一种有效缓冲。运动能够增加微血管的分支,由此能够改变大脑的结构。运动还能使某些神经元的联结更加密集。

第四章 学习、记忆和遗忘

记忆的目的

记忆是用来干什么的？

如果你认为记忆的功能就是准确地记住你所有过往的生活经历，那就大错特错了！

你可能还记得（双关语）上一章提到过，记忆甚至算不上是生命存续的必要条件。记忆也不是大脑的必备功能。很多远古生物没有记忆功能也一样过得好好的。

来看看短吻鳄吧——它的生存机制在长达2亿年的时间跨度上都没有改变过。鲨鱼也是如此，其可判别的祖先可以追溯到4.5亿年前。这两种顶级掠食者在很大程度上都只是一系列自动反射和本能的集合体。数亿年间，它们的食物来源发生了根本性的改变。但是在如此漫长的时间维度上，它们的猎杀能力——发现、杀死并吃掉其他动物的能力——一直稳定地发挥着作用。

> 记忆的目的是帮助你生存下来——而不在于精确。

记忆的焦点在于对生存的欲望，这种求生的动力会对我们产生稳定的影响——而且这种影响会超越文化差异和环境差异带来的影响。我们最容易记住的就是关乎存亡的事情——包括关于如何避免疼痛、如何寻找交配机会、如何定位食物的位置以及如何照顾自己的孩子等一系列问题。

记忆的原则很简单：

> 如果某件事不能帮助我们提高存活的机会，那么它就毫无用处，也不会被记住。

记忆的阶段

记忆分几个阶段，每个阶段都有其独特的关注点：

- **编码**——决定要注意哪些事件，并通过对来自不同感官的体验进行整合来识别这些事件。

- **存储**——在短时工作记忆（short-term working memories）中储存事件，并通过有意识地重复或在睡眠中进行巩固来使记忆保持得更久。

- **提取**——当相关的情况或类似的情况再次发生时，提取过去的经历。

- **遗忘**——只保留最有用的记忆，让没用的记忆消失。

贯穿所有记忆阶段的一个关键因素就是注意力。分心能够轻而易举地破坏信息的编码过程。睡眠受到干扰会极大地影响记忆储存的成功率。屏蔽视觉输入的小技巧——如闭上眼睛——则有助于提高记忆提取的准确性。

编码

想要制造难忘的记忆吗？

> 想要形成更深刻的记忆，那就需要把情绪、新奇性和多感官体验结合起来。

我们能够从环境中获得的绝大多数印象都与生存无关，去回忆这种印象或者基于这种印象采取行动，都需要耗费能量。我们的大脑讲求节俭，它可忍受不了这种浪费资源的行为。

> 我们的大脑是一台强大的"忽视机器"，它的默认设置就是啥都不干。

有一些信号能够提醒我们什么事情是重要的，这些信号包括：感到厌恶或者被吸引。与事件有关的情绪越强烈，这件事就越令人难忘。

即便是高峰体验，如果被反复经历，有时也会沦为平淡的日常体验。那些跳伞运动的狂热爱好者们，在第 100 次跳伞时，基本上不可能体验到和第一次跳伞时一样的"快感"。这样的事件终将不需要被铭记，因为已经"被体验或被实现过"很多次了——兴奋感消失殆尽了。

想象一下，假如你今天走到家门口的时候，一个可怕的小丑突然跳到你面前，那么在此后的很长一段时间里，每次走到家门口，你都会感到心有余悸。

> 出乎意料的体验和新奇的体验能够引起我们的关注，并且会被我们记住。

你还记得坐过山车的体验吗？疾风吹过你的头发，凉气穿过你的鼻腔，巨大的引力以一种意想不到的角度撞击着你的身体。你的心脏狂跳，你尖叫着，也被周围乘客们惊悚的尖叫声包围着，急剧变化的视角和景色冲击着你的视觉，你的内耳和你的胃一起密谋着让你把午饭吐个干净……

现在，想象一下你在电影中看着某人以第一人称视角坐着同一趟过山车。没错，即使透过屏幕，这种观感仍然可以引发你的内在反应，因为你所看到的与你过去的体验相仿，于是你的大脑将提供大量的相关感受。但是看电影对你产生的影响却大不相同。你自己的直接经验的编码相当丰富，相比之下，你不太可能记住从电影中看到的坐过山车的经历。

> 我们在体验的过程中对记忆进行的编码越是生动、越是细节丰富，我们的记忆就越深刻。

存储

将短时的"工作记忆"与长时记忆区分开来非常重要。

工作记忆使我们能够完成具体的、即时的行动或任务。不过，想要保持对工作记忆的注意则需要付出一定的努力。比如，为了保持对某件事的注意力，我们需要一遍又一遍地反复做这件事。短时记忆的容量也很有限。如果我们有一堆东西要记，那么我们大概只能同时记住其中的四个。

可以通过训练或采用各种技巧来强化短时记忆。一些记忆专家采用的技巧是提炼出更高层次的类别，并将零散的细类组合成更大的"模块"。还有一些技巧则涉及在被记忆的项目之间建立多重联想，从而与大脑中已有的记忆或概念建立关联。

> 重复和复述是记忆存储的关键，这样做有助于建立较强的联想。

当我们复述一系列内容时，我们更有可能记住第一个内容（首因效应）和最后一个内容（近因效应）。我们记住中间内容的可能性相对最低。

首因效应通常更明显，因为第一项内容也充当了"锚定点"的角色，我们会拿后面的内容与之进行比较。而对于严格意义上的记忆任务而言，近因效应可能更显著，因为我们最后复述的内容印象最深刻。

> 想要把日常的印象转换成长时记忆，我们需要睡眠来助攻。

睡眠对我们的健康至关重要。缺乏睡眠会对我们的注意力、情绪状态、推理能力、自我控制、工作记忆、数字能力和身体协调能力产生负面影响。

从记忆的角度来讲，睡眠有助于巩固新的经验，并将新的经验与已有的经验进行整合。睡前一小时内的经历，是一天中的重中之重，它比一天中其他时间的所有经历总和还要重要好几倍。你可以把睡眠视为选择性的夜间"软件更新"，它用一些新的有用的知识为我们此前对世界所形成的看法打了补丁。

提取

记忆的提取与最初的记忆编码和存储方式密切相关。由于起初记忆编码是通过感觉通道产生的，因此你可以通过原先经历过的环境来与记忆产生联系，从而提取记忆。一天中的某个时间、某个地点以及周围的情形都能够引发记忆的提取过程。

例如，听一首童年时期的歌谣会自动引发你在初次听到它时所产生的丰富联想。那个久远的时代，那个遥远的地方，当时的景象、声音、气味以及彼时的人们，都在你的记忆深处重新苏醒过来。

气味是另一种容易触发记忆的线索，嗅觉也是唯一直接与大脑相连的感觉——它绕过了血脑屏障和中枢神经系统的中间结构。人类的祖先之所以能够避开有毒食物或变质食物，都要仰仗嗅觉的帮助，所以说嗅觉具有非常直观的生存价值。

> 大脑中存储记忆的区域有一部分位于大脑中起初对相应经验形成感受的脑区。在相似的情境下提取记忆是最轻松的。

记忆存储的质量会对记忆的提取产生影响。通过大量的复述或重复而储存下来的记忆最容易被回忆起来。而那些被分门别类进行过精心编码的记忆，就更容易被提取了。

当新的感官信息不需要我们刻意加以关注——也就是说当这些新的感官信息没有争夺我们的注意资源时，记忆的存储和提取就会进行得更顺畅。

遗忘和扭曲

> 所谓的记忆不过是我们意识的一场短暂舞蹈。记忆是反复无常的，它并不一定准确，更可悲的是，它甚至没有完整性可言。

我们时刻淹没在由各种刺激所汇聚而成的洪流之中——我们

生命中的每一分每一秒，无时无刻，毫无休止。即使我们有能力记住所有的信息，存储记忆所需的空间和维持记忆所需的能量也不可能跟得上。

是的，大脑能够感知海量的信息并对信息进行过滤。但是，大脑是一个吝啬鬼，它对能量消耗斤斤计较，多数时候，对大脑来说最正确选择就是啥也不做。大多数信息都不会被处理，更不会被储存起来以供后续提取。这样的信息就仅仅是噪声而已——这些信息帮我们确认环境中没有发生任何有意义的改变。终我们一生，这种对信息进行忽略的程序从未停歇地运行着。这个过程完全是无意识的。大脑一直按着"删除"键不撒手。

> 对大脑来说，遗忘是一项基本生存技能。大脑是一台非常高效的"遗忘机器"。

遗忘让我们只把那些有可能提高存活希望的信息保留下来。如果记忆不够新奇，那么多数会在几分钟内消失。在一夜好眠之后，或者在记忆被反复触碰之后，那些被保存下来的记忆可能会变得更稳固。但是，遗忘并不是我们有意为之的选择，而且遗忘也是不可避免的。

> 记忆或许很生动，但也并不意味着记忆就一定能够精准。

绝大多数的记忆都与当初的实际经历不尽相同，而且我们也会在大部分的记忆中犯一些细节上的错误。即便全神贯注也免不了会出错,在有外界干扰的情况下犯错就更是在所难免了。

自发的社会互动和被动的社会互动都能够改变我们的记忆。心理治疗师可以帮助我们重新定义过去事件的意义及其重要性,进而能够改变既往事件的鲜活性以及我们记住既往事件的可能性。在法庭上的交叉盘问环节中,辩护律师非常清楚微妙的引导具有何等杀伤力。通过使用引导策略,他们往往能从证人那里挖到他们想要的答案和回应。审讯者可以折磨俘虏,使俘虏们彻底脱离事实真相。青红皂白完全颠覆,子虚乌有成为可能——在暗示的魔爪之下我们是如此的软弱无力,这真是令人后背发凉。

长时记忆的巩固离不开睡眠,睡眠能够将长时记忆与已经存在的类似记忆结合起来。最生动的记忆以及情绪最强烈的记忆会在处理过程中进一步被强化,在睡觉前刚刚发生的事情也会被强化处理。不过,我们的夜间"软件更新"也会对记忆进行替换,它会洗刷掉那些不再有价值的早期印象。所有的记忆都会随着时间的流逝而褪色,而能够被保留下来的记忆往往有着超乎想象的不准确性,又或者是对现实的并不完整的夸张描绘。

所谓的"过去"只是关于过去的扭曲的回声。"过去"扛过了遗忘、扛过了记忆扭曲、扛过了紧随其后的经验所造成的"冲刷作用",大浪淘沙般地留了下来。所谓的"未来"只是对可能发生的事情的一种可能的心理模拟。我们在不断变化的环境下反复进行着这种模拟,以期增加我们生存的机会。无论过去还是未来,其实都是幻想。它们都是大脑出于强烈的求生欲而讲给我们自己听的慰藉性的谎言。为了不陷入绝望，我们必须像抓着救命稻草一样紧紧抓住这些珍贵的幻想。

详尽的生活记录并不存在

我们人类能够像下载数字文件一样把我们经验中的精华下载下来吗？如果你认为可以，那么我只能很抱歉地告诉你们这些科幻小说迷们，在科幻小说以外的世界里根本不可能发生这种事儿。我们不可能让生活倒带，不可能在回忆的时候像回放电影一样让每一帧画面都准确无误。

大脑的原始部分自动操控着我们的绝大部分经验。这些本能反应和自动反应不需要记忆，因此这些反应会被忽略。

而那些由记忆系统掌控的经验，实际上根本就不是真的记忆。与其说它是记忆，倒不如说它是一种混合型经验，它混合了我们当前的感觉、我们对过去经历的扭曲回忆（过去的经历曾经生动无比，但是它们随时光的流逝而逐渐失去色彩）以及我们对未来的心理模拟（它是由我们的梦境和清醒的想法联袂打造的）。它们共同造就了我们当前的状态。

> 在我们的大脑中，根本就没有用来对生活事件进行精准记录的区域。

第五章　　"嗑药"的大脑

情绪是生存之路上的指示牌

人们往往认为所谓的"现实"是由意识、理性和语言思想构成的，它们就是现实的全貌。我们之所以会低估情绪的价值，是因为情绪往往是随机的，情绪对我们产生的作用是短暂的，并且我们在做出反应之前很难把情绪描述清楚。

情绪来源于大脑的边缘系统（limbic system），在这个区域里语言是不工作的。语言的加工发生在大脑皮层——从进化的角度讲它是大脑比较新的部分。但是，大脑皮层并不会释放任何神经化学物质，而正是这些神经化学物质会引发情绪并且会影响你的全部决策。

大脑皮层偶尔会凌驾于边缘系统之上，但是这种压倒性的影响非常短暂，这种压制很快就会耗尽我们本就非常有限的注意力和自控力。

重复和情绪——学习的两种关键途径

学习、记忆、行为、习惯都是息息相关的。我们可以通过重复来建立新的行为，也可以利用能够引发强烈情绪的事件来建立新的行为。重复可以强化行为与特定结果之间的关系——逐渐地、平稳地建立更强的联系。

> 强烈的情绪能够引发化学反应，这种化学反应能够迅速重构我们的大脑联结。

情绪事件哪怕只发生一次，也可以立即触发大脑的持续性重组。强烈的情绪体验会被立即绑定在对应的事件中，它只给我们留下两种选择，要么将相应的情境编码为"好"，要么为"坏"。在未来对类似情况做出反应的时候，我们将会用到这些新信息。这种强关联一旦建立起来，在以后的生活中就很难消除。我们从环境中逐渐学会把某些事情识别为是痛苦的，而把另一些事情看作是快乐的。

> 我们能够通过学习将某些事件与生存挂上钩，只有这样的事件才能与强烈的情绪产生关联。

大脑的正常运转需要消耗巨大的能量，而且大脑还会指挥身体去消耗更多的能量。除非为欢愉所驱或为痛苦所迫，否则大脑强大的默认设置就是啥都不干——这样才能保存能量。

> 如果觉得爽，则驱之。如果觉得糟，则避之。如果不好不坏，则啥都不干。

"感觉很爽"其实是一系列化学物质所带来的感受，这些化学物质包括：多巴胺、各种内啡肽、催产素和血清素等。"感觉糟糕"则是由皮质醇等应激激素触发的。在你体内循环着的快乐化学物质的有效期很短——每次只有几秒钟或几分钟的效力。你的大脑之所以会喷射出这些快乐荷尔蒙，是为了让你能够专注于某些事情，而这些事情又能够提升你的生存概率。随后，大脑就会停止释放——它要保存能量并为下一次需要刺激的时机做好准备。

> 快乐荷尔蒙很快就会被大脑"断供"——这样在未来需要它们的时候，才能重新释放。

到目前为止，无论是我们想要反复体验的积极情绪，还是我们唯恐避之不及的消极情绪，我们所讨论的都是情绪的性质。不过，还有另一种体察情绪的角度——情绪的强度。

> 情绪的强度让我们知道某事是否足够重要，以及我们是否需要加以注意。

如果事情完全不重要或不突出，那么情绪就会低落或倦怠（对体验缺乏兴趣或缺乏感觉）。在诸如抑郁症等心理疾病中可以看到这类表现，处于这种情绪之中的人对所有事情的反应都会被削弱。

不快乐的枯燥模式

所谓的"永恒的快乐"压根就不存在。我们的大脑被设计成一个不断检视危险的仪器。而保持警觉会导致压力和不快。在恰当的时候，我们会被快乐荷尔蒙所刺激、所催动，但是如果我们还想要更多的快乐荷尔蒙，我们就必须持续做一些事情来再次激发它们的释放。这就形成了一个没完没了的螺旋式上升的循环。而对快乐荷尔蒙的追求最终会导致不快乐荷尔蒙的释放。

还有更糟糕的事儿呢。大脑关心的是我们的基因能否保存下来——它不关心我们的身体能否存活。举个例子，假如你有可能在交配的过程中伤害到自己，但是大脑经过一番权衡，仍有可能认为这么做很值得。因为即使你在尝试交配的过程中死掉了，你的基因仍有机会得到繁衍。

> 糟糕的感觉源于皮质醇。

当我们感觉糟糕的时候，我们会立即开始寻找一些方法，以期终止这种糟糕的感觉。然而有时候，并不能找到显而易见的解决方案或者清晰的解决路径。

> 让我们感觉爽的原因部分根植于我们过去的特定经历。

　　大部分人是喜欢吃冰淇淋的。但是，如果你以前从没尝过冰淇淋的滋味，你就不可能对它产生积极的联想。那么，当你觉得不爽的时候，假如你想要安慰自己，吃冰淇淋就不会成为你的选择。

　　前面讲过，你的大脑皮层可能偶尔会干预并抑制你的冲动，但是大部分情况下，你都会通过捷径来得到一剂快乐荷尔蒙，从而赶走不爽的感觉。大脑中的这些捷径通路非常强大，而且通常来说选择这种路径会让你觉得不费吹灰之力。在大多数情况下，你都会成功地促使快乐荷尔蒙得到释放。

　　而真正的麻烦这才刚刚开始。

　　快乐荷尔蒙的短暂"药效"一旦消散，我们就会想要更多的快乐荷尔蒙，于是我们必须得做更多的事情来获得它们。日积月累，这种循环终将导致副作用的产生。随着我们不断地重复这个循环，我们得到的副作用也会越来越多。经年累月，最终副作用会引发不快乐荷尔蒙的分泌。

　　这是一个残酷的恶作剧。

　　副作用会让你产生越来越多的皮质醇，而皮质醇越多，你就越容易回归到那些促使皮质醇产生的行为中去。于是形成了一个恶性循环，而且这个恶性循环的启动门槛越来越低。快乐荷尔蒙和不快乐荷尔蒙可以同时被释放——它们为了争夺行为的控制权而相互角逐。然而，没有什么能阻止不快乐荷尔蒙——大脑的当务之急是让你活下来，而不是让你一生幸福。

　　这就叫骑虎难下。

被改变的状态

很多动物都会把自己灌醉，也会"嗑药"。

尽管在野外环境下很难对此进行研究，但是确实有几十个物种喜欢把自己"灌醉"。植物和真菌中含有各种天然毒性物质和精神活化物质，而这些动物知道如何物尽其用。鹿在果园里风卷残云般地啃食发酵的苹果，然后它们就会变得晕乎乎的。还有某些未交配的雄性果蝇——与得到了性满足的同类相比——它们更加偏好酒精。加拿大太平鸟钟情于花楸树的发酵浆果，它们会吃到烂醉如泥以至于飞都飞不起来。

我们跟这些动物有着相似的大脑发育历程，于是乎我们一旦有机会面对同样的化合物也同样很难抗拒其吸引力。我们与非常古老的昆虫表亲们共享着同一套容易成瘾的大脑回路，或许人类对生活方式的"选择"压根就是一个我们没资格谈论的伪命题。

我们将在下一章集中探讨快乐的化学物质（多巴胺、内啡肽、催产素和血清素）。不过，先别着急，咱们先思考一下人类可以搞到哪些快乐化学物质——既包括天然的，也包括人工合成的。

能够对大脑产生影响的化合物被称为精神活性化合物（psychoactive compound），包括兴奋剂、镇静剂、阿片类药物、致幻剂以及其他一些具有混合作用的药物。很多此类物质都与多巴胺密切相关，它们会激活内侧前脑中的快感回路。不过，还有几种药物会对大脑的其他部位起作用，这些药物的核心化合物不是多巴胺，而是其他精神活性化合物。

大脑在自然情况下也会产生一些内啡肽，这属于大脑"特供"的吗啡。吗啡及其兄弟海洛因、鸦片和芬太尼（fentanyl）能够制造兴奋感。不过它们无法通过多巴胺信号直接起作用。这个系统的影响主要体现在痛觉、情绪、记忆、食欲方面，以及对消化系统的控制上。

大麻的主要活性成分是四氢大麻酚，大脑中有针对它的专门受体。人体产生的天然内源性大麻素能够对神经元之间的交流起到调节作用。大麻素能够削弱响应的强度。过量服用强力的外源性四氢大麻酚会破坏内在系统的平衡，这会产生深远的影响，诸如记忆受损、协调能力受损以及反应时间变慢。思维、判断、疼痛敏感性以及感知能力也会因此产生变化，由此带来的感觉既可能是兴奋感也可能是恐慌感。

烟草的主要精神活性成分是尼古丁。尼古丁会与大脑中的特定区域结合，这些经过进化的区域负责处理自然产生的神经递质——乙酰胆碱。虽然它的精神活性功能尚不清楚，但是记忆、觉醒和注意力都会受到它的影响。

酒精的精神活性影响更为复杂。酒精会增加内啡肽和内源性大麻素的分泌，其结果是抑制某些多巴胺神经元。

成瘾轨迹

正如你在前面看到的，某些神经活性药物的内核就是一个

"爽"字，但"爽"并不是这些精神药物的全部，上瘾的可能性也很大。能够强烈激活内侧前脑快感回路分泌多巴胺的药物是成瘾风险最高的药物，这些药物包括海洛因、苯丙胺（如冰毒）和可卡因。

对快感回路激活程度较弱的药物成瘾风险相对较小，大麻和酒精都属于这一类。

对快感回路完全没有激活作用的药物则几乎没有成瘾的风险，这些药物包括麦司卡林、麦角酸二乙基酰胺（LSD）、五羟色胺再摄取抑制剂类（SSRI）抗抑郁药和苯二氮䓬类药物。

不过成瘾这事儿可没那么简单。

> 服用药物的模式和频率对成瘾也有影响。

药物的效力如何？它起效的速度有多快？使用的频率呢？

比如，有人选择通过咀嚼的方式来服用烟草，只不过通过肺部将气化的尼古丁实时输送到血液里去，是一种更高效的途径。每吸一口烟都是一次反复的"学习活动"——建立联系并强化神经连接。

又如，跟吃鸦片相比，注射海洛因更容易上瘾。它比吗啡更容易穿过细胞膜，产生更强烈的快感。与此同时，注射会立即将其送入血液，从而产生更爽的"爽感"。

所谓成瘾是指即便面对药物带来的日益增长的负面结果，仍然持续不断地、按捺不住地使用药物。

成瘾者会摧毁自己的健康、破坏自己的人际关系、妨碍事业的发展、破坏财务的保障，他们甚至不惜豁出性命——就为了他们需要的药物。

成瘾的过程分为几个明确的阶段。

最初的药物接触会产生令人愉快的且看似积极的效果。根据药物的不同，药效会有所区别，大体上包括幸福感、平静感、清醒、延展感、清晰感、能量充沛或快感等效果的组合。

当然，这样的感觉让人趋之若鹜。不过，当人们再次尝试服用药物时，会迅速出现药物的耐受性。为了体验到同样的效果，他们需要服用的药物剂量越来越大。当他们经常性地服用某种药物时，耐受性会进一步加大。

到了某个阶段，即使加大剂量也无法维持原先的爽感或快感。上瘾的轨迹一旦形成，快感就会被抑制，取而代之的是对药物的欲望或渴求。

成瘾者一旦得不到药物就开始觉得不爽。身体对药物的依赖会以易怒、抑郁和注意力无法集中等形式表现出来。长时间不服用该药物同样会带来身体上的不适，如打战、恶心、痉挛和出汗。他们会体验到对药物的强烈渴望，而这种渴望往往是由环境因素引发的，比如周围的环境、时间以及身边的同伴。

> 快感回路存在的意义是为了帮你生存下来，它要让你去反复经历那些能够带你实现重要目标的行为。

许多容易令人上瘾的化合物其实都有不那么强效的版本，而且这些弱化版的化合物会在体内自然产生，它们会促使你去执行那些能够提高生存概率的行为。

只可惜，一旦我们开始通过外界渠道来获取药物，就会对内在系统形成"降维打击"。我们在快感回路中加入了强效化合物以及新型传输系统。这会导致我们强烈地想要重复体验这样的快感。这种内在的渴望与药物引发的精神状态交织在一起，又与外部的环境形成紧密关系。一旦捕捉到能够再次获得药物的可能性，这种渴望就会如山呼海啸般涌来。许多成瘾者在戒断后哪怕只是重新服用很小剂量的药物，也会引起药瘾的复发。在药物的致敏作用（drug sensitization）下，他们会获得比初次服药更强烈的快感。

这会带来毁灭性的后果。

> 外源性药物能够重构我们的快感回路，而这会摧毁大脑正常运转的能力。

性、食物或运动等正常体验所带来的愉悦感将会变得平淡无奇，无法给他们带来足够的爽感。大脑进入了永久失调的状态。

进食与能量平衡

让我们倒转回几亿年前。所有生命所共有的一个基本特征就是对能量的需求。我们需要对能量系统进行平衡，其方法多种多样。有时动物通过睡眠来平衡能量。有时动物为了赢得交配的机会而以死相拼。有时它们为了在恶劣的环境中生存而冬眠或休眠。

大脑中负责控制进食（以及性、攻击性、体温和水分摄入）的区域叫作下丘脑。你可以把它想象成一个高级督察，它监控着我们为获取能量、储存能量和使用能量所做出的各种选择，其目的是实现不断变化的生存目标。

作为一个物种，我们人类的进化历程是以小型狩猎—采集形态为基础的。生命在于运动。我们必须平衡两种此消彼长的要求，才能为运动提供有效的保障。如果你过瘦，那么你会在下一次相对较长的食物短缺周期中死掉。如果你太胖，你就很难保证灵活机动，那你就没法完成重要的日常任务了。你无法高效地捕猎食物，也有可能在迁徙或行进的途中跟不上你的那些步伐矫健的亲戚们。

> 每个人的体脂都有标准值，我们不能长期偏离这个标准值。

我知道，对节食者来说这是个坏消息。人体中有许多稳态系统，体脂比例只是其中之一。平衡状态的重新调整是为了让关键的功能维持在特定的正常范围内。稳态系统的例子有很多，包括体温、血压、水合作用、酸碱度、血糖和呼吸等。

无论你的标准值是多少，你都得遵循这个标准。对于体重这一变量来说，基因控制了80%的数值变异。遗传因素对身高这个变量的影响力度也差不多。不过，你几乎不会听到别人像建议你减体重一样建议你去"降低一点身高"。

当脂肪增加时，一种被称为"瘦素"的激素会被释放到血液中，其释放量与你体内的总脂肪含量成正比。较高的瘦素浓度会在大脑中向下丘脑发出信号，降低你的食欲并增加能量的消耗。当你的脂肪减少时，该系统就会反向运转——随着血液中瘦素含量的降低，让你增加食欲并减少能量消耗。这种平衡设置使得减肥和增脂都没那么容易。你离平衡水平越远，试图回归平衡状态的动力就越强烈。

当然，也有相对短期的进食信号。我们的身体非常聪明，它能够判断食物中有多少可摄取的能量——而不是仅仅关注食物的体积。胃黏膜细胞可以向大脑发出信号，传递我们所摄入食物的化学特性和物理特性。还有一种衡量饱足感的指标是我们肠道的膨胀感。不过，瘦素水平才是体脂的长期守护者，而且它的使命完成得非常出色。

食物和情绪

从进化历程上讲，我们的饮食以素食为主，很少有脂肪和糖的摄入。如果食物比较湿润或油滑，则更便于我们吞咽。如果食物的咀嚼或吞咽过程不太费力，那么我们就会更多地食用这种食物。我们几乎吃不到什么甜的东西。

高密度的能量型食物是很稀少的——可能是偶然遇到的成熟果实，也可能是死掉的动物的一大块肉。我们不知道下次要到什么时候才能再找到这样的宝贝。一旦我们遇到这种食物，就会大快朵颐——为无法回避的困难时期储备能量。我们对某些味道和气味的偏爱是与生俱来的，其中许多气味和味道都与糖、脂肪和盐有关。

高脂肪、高糖分的食物使我们快乐，我们一碰到这种食物就会狼吞虎咽。

进食会产生一波多巴胺，一旦加上脂肪和糖的强力助攻，你就会获得一种令人超级上瘾的多巴胺组合。面对脂肪和糖这类曾经一度稀缺的能量来源，我们身体的进化程度尚不足以让我们对其进行恰当的加工。

压力会促进体重的增加。在压力下暴饮暴食，把各种"减压食品"塞进嘴里，会导致脂肪增加——特别是胃部周围的脂肪增加，其目的是为未来做好充分的准备——在不可预见的时期，对能量的需求有可能会增加。

然而，在压力特别大的时候，情况似乎又会出现逆转。我们不想吃东西。这种模式似乎更接近"冻结"反应。当前迫在眉睫的问题是生存，而长远的能量储备则成了次要的问题。

阻断多巴胺受体的药物也会增加食欲和体脂。当使用类似多巴胺的药物时，情况则会相反。这类多巴胺受体兴奋剂会抑制食欲。能够降低压力的自然干预手段也有类似的效果，运动和冥想等活动可以减少压力荷尔蒙的释放并降低暴饮暴食的可能性。

第六章　快乐的化学机制

古老的大脑化合物和新近的大脑化合物

在进化心理学中，有四种重要的大脑化合物拥有不容忽视的地位。我们可以把它们视为令人愉悦的化学物质，或者说是"快乐"的化学物质。其中两种相对更为古老，它们维持着我们的基本生存技能。我们与果蝇以及数亿年前非常原始的生命有着相同的多巴胺。多巴胺能够激励我们，让我们在追求奖励的同时消耗掉能量。内啡肽有助于暂时阻断疼痛，以此来帮助我们在战斗和短暂的生存危机中生存下来。

激励和应对疼痛是放之四海而皆准的普遍生存需求。对大脑比较小的动物来说，它们的主要任务就是执行最基础的反应。而大脑比较大的动物则会将自己特定的生活经历融入自己的行为里。

由于哺乳动物需要以整个族群的安全为前提才能确保个体的生存，于是另外两种快乐化学物质便应运而生了。催产素帮助我们与自己的幼崽建立感情，引导幼崽们度过无助的幼年时期，帮它们对抗外来的威胁。而血清素则负责帮助我们适应部落群体统治阶级的不断更替。

正如我们在上一章所述，皮质醇是一种压力化学物质，我们试图通过释放快乐化学物质来中和它的作用。在压力较大的情况下还会引发肾上腺素的释放——它让我们为战斗、逃跑或冻结反应做好准备。肾上腺素起到放大器的作用，使我们做好立即行动的准备。

多巴胺——掌控动机和能量

许多人低估了多巴胺的作用，只把它视为一种让人"感觉良好"的化学物质。这种草率而又不确切的定义遗漏了其至关重要的进化意义。

如前所述，大脑的主要功能是在不断变化的世界中为我们指引方向。为了有效地实现这一目标，动物和昆虫需要做两件事。它们必须能够决定什么时候付出能量，什么时候节约能量。它们还必须持续更新它们头脑中关于世界的认知模型并尽可能确保其准确性。

> 多巴胺能够帮我们决定何时付出能量，何时保存能量。

大脑是一个非常消耗能量的系统，大脑还能触发身体的随意运动例如奔跑和战斗；这有可能会进一步消耗掉许多能量。如果只需要捡起一株植物并搞清楚它到底是啥东西，对你来说可能不费吹灰之力。但是如果要追一只小动物，则需要你付出许多能量。大脑想要成功，掌控好能量至关重要。

> 多巴胺支撑着我们的动机，当我们预期能够得到有价值的回报时，多巴胺就会给我们释放信号，让我们调动能量行动起来。

多巴胺的作用及其引发的积极情绪都是以你过去的经验为基础的。你的大脑只关注对生存而言稀缺且重要的东西，而这又取决于你当前的环境和既往的生活经验。

如果你在沙漠里，滴水难求，那么即使是远方依稀出现的植物迹象都会促使你朝着那个方向去探索。但是假如你生活在河边，对你而言水变成了一种唾手可得的资源，那么你就不会为了寻找水源而释放多巴胺。如果某个事物很常见，而且像天上掉馅饼一样不需要你费什么力气就能得到，那么它就会被视为是理所当然的，而且很可能会被忽视。

> 寻常的回报或者唾手可得的奖励都不会引发多巴胺的释放。

多巴胺的释放方式相当吝啬。如果每件事正按部就班地朝着既定目标推进，那么只需要一点点的多巴胺就足以推动我们继续前进。如果我们并没有迫切地需要寻求一种新的获得回馈的方式，那么多巴胺的释放便会停止。多巴胺是一种关乎预期的物质。

更新我们的心智模型

好了，你得到奖励了——然后呢？

多巴胺不仅仅会赋予你追求奖励的动力，而且它还会帮助你更新你的心理模型，让你能够通过这个更新的模型记住并存储所有跟奖励相关的信息。将来你便可以更轻松地发现在哪些情况下可能存在类似的奖励。

每当我们实现目标后，我们都会自动完成以下事项：

- 收获一波快感——立即喜欢上这种经历。
- 记住感官线索以及环境线索——在相应的经历出现之前或者在经历过程中出现的景象、位置、声音和气味。
- 关注内在状态——我们当时的感觉和想法。
- 确定我们对奖励的喜爱程度——使我们能够在相互角逐的不同目标之间进行优先级排序，并衡量在未来追求此类目标的时候我们愿意付出多少努力、承担多少风险。

> 多巴胺能帮助我们更新关于这个世界的心理模型以便在未来追求相同的目标时能够更加游刃有余。

释放多巴胺的神经元不断地预测着世界将如何运转。每当预测正确时，它们就会制造一波愉悦感。预测的基础就是当前的心理模型。

不过我们关于世界的心理模型往往是不正确的。每当我们遇到不熟悉的事物或犯错误时，我们的大脑就会随之调整。神经元会评估我们的预期与实际结果之间的差异。我们现在犯下的错误可以充当未来的指引。错误不是用来被避免的，每一次犯错后的调整都会提高我们未来的表现。

> 大脑能够利用预测的错误和偏差来提升未来的表现，通过这种方式，大脑将一次次的失败变成了一个更好的关于这个世界的心理模型。

我们需要不断地训练释放多巴胺的神经元。一旦训练中断，这些神经元进行准确预测的能力就会衰退。为了确保我们直觉的准确性，需要不断地进行刻意的练习。那些能够在某个领域成为"专家"的人，往往把绝大部分时间用于体察他所经历的细微的、重复的变化。最终，他们的直觉变成了一种精确的感觉，只要有需要，这种感觉就会"招之即来"。

出乎意料之事会为大脑制造紧急情况。按照字面定义，让我们吃惊的事情正是我们没能有效预测到的事情。这样的事情可能会对我们的生存构成威胁。想象一只熊以比你预期快五倍的速度向你冲过来——如果面对这样的意外，你的祖先们估计就很难幸免于难了……

> 意外会启动大脑中的"哦，该死！"回路，并引发即时的反应，这些反应的影响也很深远。

你的大脑一旦识别到预测错误，就会采取行动。它会立即阻止多巴胺的流动并敲响警钟。前扣带皮层（ACC）是大脑中富含多巴胺神经元的区域，它负责对多巴胺预测错误采取行动。前扣带皮层会立即发出一种独特的电信号，它被称为"错误相关负电位"（error-related negativity）。

ACC 也富含纺锤体神经元细胞。与它们那些又短分叉又多的表亲不同，纺锤体细胞又长又细，与大脑皮层的其余部分相连。只有猿类才拥有纺锤体神经元，不过人类的纺锤体神经元数量是其他灵长类动物的 40 倍之多。这表明纺锤体神经元与更高阶的思维有关。纺锤体神经元传递电信号的速度比任何其他类型的神经元都要快。人体中高密度的纺锤体神经元会让整个大脑皮层立刻警醒起来，让它全神贯注地关注那个意外，丝毫不敢分心。在处理意外事件时，必须得各司其职、齐心协力！

有些人的前扣带皮层因基因突变而出现了多巴胺受体数量减少的情况，这就导致这些人很难从错误中吸取教训。他们对毒品和酒精成瘾的可能性也更高。

细说快感回路

对老鼠这类动物来说，多巴胺引发的快感动机非常强烈。从遗传的角度讲，老鼠是我们在哺乳动物中的近亲。相比于饥餐渴饮的生活方式，老鼠更喜欢自己给自己来上一剂多巴胺。它们能为了这点多巴胺而无视与发情期雌性交配的机会，忍受生理上的电击疼痛，甚至能为此不再照顾自己的孩子。老鼠真是太野了！

快感回路包括腹侧被盖区（VTA）、内侧前脑束、中隔（septum）、伏隔核（nucleus accumbens）以及部分丘脑和下丘脑。释放多巴胺的神经元从 VTA 伸展到大脑的几个区域。它们控制着情绪、对事实和事件的记忆、习惯、学习、判断和计划。

释放出来的多巴胺会被迅速吸收，然后它们会被蓄积起来以供后续再次使用。这一过程是通过多巴胺转运蛋白的运作而实现的。安非他命和可卡因等药物会干扰多巴胺转运蛋白的自然活动，其结果是快感信号维持得更久、强度更高。一些精神药物会人为激活多巴胺受体。正如我们之前讨论过的，这可能会导致成瘾，而且这种成瘾是毁灭性的。

有时多巴胺细胞会被破坏。被称为多巴胺受体拮抗剂的药物也可以阻塞多巴胺受体。在这种情况下，追求奖赏和快感的欲望会减少甚至完全消失。帕金森症就是一个例子——帕金森症会导致在大脑两个关键区域中丧失储存多巴胺的细胞。已知的唯一治疗方案就是提升体内循环的多巴胺水平，以此来补偿存储多巴胺的神经元数量下降这一问题。

多巴胺水平降低会导致快感回路的激活程度减弱。这会进一步减少追寻新异刺激的行为，并降低上瘾的风险。如果调高帕金森症患者体内原本偏低的多巴胺水平，患者们就会发现自己在赌博行为、冒险行为、成瘾行为和各种其他冲动控制障碍方面面临更高的风险。一旦降低治疗药物的剂量，上述风险行为的变化也会随之消失。

很多行为都会牵涉到以多巴胺为基础的快感回路，比如吃甜食和高脂肪食物、获得金钱、使用精神活性药物和性高潮。体育锻炼、冥想等正念练习、祈祷、社会认可和慈善捐赠等行为也会引发快感回路的反应。

冲动性赌博是可遗传的——不过相较于女性，这种行为在男性中更常见。赌博通常与其他冲动控制行为有关联，这些行为都与快感有关。没错，与普通人相比，赌徒的酗酒的发生率要高出十倍，尼古丁成瘾的发生率要高出六倍。赌赢了是一种愉悦的结果，然而对于赌博成瘾者来说，这种结果对大脑中富含多巴胺的区域的激活程度相对偏低。对于赌徒来说，他们共有的特征就是对多巴胺以及对快感的反应更迟钝。

对某些个体来说，多巴胺反应减弱可能有其进化层面的原因。动物们在面临难以抉择的局面时，可能会为重要的事情冒额外的风险，以便寻找更可靠的预测线索。

内啡肽——应急疼痛抑制剂

老虎正悄悄地逼近你，然而你没有发现……

巨大的爪子，像一根大棒一样把你击倒，在你的背上留下深深的血淋淋的伤口。

接下来你该做什么？

- 是回味疼痛，疗愈伤口，还是……
- 站起来，为了活命而狂奔——完全顾不上疼痛。

幸好你的祖先们选择了后者——这多亏了内啡肽的帮助。

很多人听说过内啡肽的大名，是因为"跑步者兴奋"（runner's high）这个现象。这是指长跑运动员在克服了运动初期的苦痛之后，会体验到一种弥散的、柔和的舒爽感。不过内啡肽之所以会被进化出来，并不是有意要将疼痛施加给身体，内啡肽存在目的恰恰是摆脱更直观的痛苦！

> 内啡肽会在短时间内掩盖躯体的疼痛，从而给受伤的动物留一个窗口期，让它们能逃离危险、重获安全。

在致命的情境下，能够忽视严重的伤口，把它抛在脑后是一份天赐的礼物。是的，如果伤口一直得不到照料，你可能会死掉。但是，如果你不及时应对眼前的状况，你将必死无疑。

依照我们的生理设定，内啡肽会迅速失效。它们只不过是在特定环境下用来对付疼痛的物质罢了。不过，疼痛本身具有巨大的生存价值。进化需要我们关注疼痛信号并对其做出回应，而不是让我们经常性地掩盖疼痛信号。

强烈的社交体验，如大笑或哭泣，也会引发少量的内啡肽释放。

催产素——依恋和圈外人

催产素以及与它类似的化合物的进化历程，最早可以追溯到4亿年前。不过，我认为它是哺乳动物大脑中最典型的化学物质。哺乳动物与更早期的动物之所以不同，主要就在于哺乳动物对后代的投入以及哺乳动物在群体或族群中的合作本能。

短吻鳄不需要一群鳄鱼围在它身边，也一样能高效地满足自身的需求。如果它遇到另一种动物，那很可能是它的敌人或食物，或两者兼而有之。鸟类虽然会照顾它们的幼鸟。但是它们为孵化和快速喂食所付出的努力，与哺乳动物相比简直不值一提，哺乳动物如果只付出这种程度的努力是远远无法满足幼崽的需求的。在哺乳动物中，父母们会花费数年甚至数十年的时间来照顾自己的后代。

> 哺乳动物的经验的内核就是依恋关系。

我们哺乳动物会照料自己的孩子，这允许哺乳动物的幼崽以完全无法自理的状态降生，而且在很长一段时间里用不着自食其力求得生存。然而，这是一种风险极高的繁殖策略。我们的孩子相对较少，我们又对每一个孩子都投入了大量的资源——如果失去自己的孩子，我们会感到悲痛万分。

一条鱼可以产生数百万个卵，而哺乳动物却截然不同，哺乳动物与自己孩子的依恋之情要刻骨铭心得多。在孩子出生之前，催产素就会被释放出来，于是母亲和胎儿产生了紧密的情感连接。这种激素有助于促进宫缩并对分娩过程本身有促进作用，它也对哺乳和照料过程有帮助。说真的，雌性哺乳动物是在催产素大量分泌的那一刻才真正成为母亲的。经过催产素的洗礼，她瞬间变成了一位含辛茹苦的、无私的仆人——满足孩子无穷无尽的需求。

而婴儿也通过同样的激素与母亲建立起紧密的联系，而且他们需要如此——因为他们自己是无法生存的。如果没能形成这种安全的依恋关系，那么婴儿将无法获得必要的注意，那就无法完成发育和成长。父母与婴儿的互动会提升婴儿的催产素水平，从而形成一种爱意满满的正反馈循环。

> 催产素能够立即在哺乳动物母亲和刚诞生的孩子之间建立联系，并强化这种抚养关系。

最终，这种以催产素为基础的依恋关系会从母亲身上迁移到更大的群体中。哺乳动物之所以成群活动，是因为数量能够营造安全感。每个个体或许都不堪一击，但是它们能够通过合作求得生机。

一旦哺乳动物远离同伴，或者它们的视线范围内没有自己的同伴，它们就会释放压力荷尔蒙皮质醇。独处使我们脆弱，而群体则能提供保护。我们总是试图回归群体中以求得安全，每当我们这样做的时候，就会得到催产素作为奖励。

如果你信任团队中的其他成员，或者喜欢被他们所信任的感觉，那么你其实就是在确保团队的生存机会。团队成员之间建立结盟关系是至关重要的。建立这种结盟关系会让你感觉良好，这正是催产素所带来的奖励作用的一种体现。

有一些活动可以促进催产素的产生，进而促进信任的产生，这些活动包括抚摸和梳理，体验到情感的支持以及性高潮。

> 增强信任感以及相互照顾的行为会巩固哺乳动物群体中的社会联盟。

基于上述原因，催产素通常被称为"爱情神药"或"拥抱激素"。不过它也有着锋利的棱角，它会将群体内的成员与敌人或外部成员区分开来。正在照顾幼崽的熊妈妈原本是充满慈爱的，但是一旦有"外人"靠近，她会立刻变成一只愤怒而又极具攻击性的怪物。催产素是把双刃剑，一面是部落群体凝聚力，另一面是对竞争群体的侵略性——正是对竞争群体的强烈仇恨驱动着这种侵略行为。

> 催产素会让熟悉的人更亲近，但也会滋长对外群体敌人的攻击性。

大多数哺乳动物都遵循一个简单的逻辑——你要么是"自己人"，要么是"外人"，而人类还有第三种模式。某人可能是盟友、可能是敌人、还可能是一个尚不明确意图的陌生人。通常，我们会仔细观察陌生人——哪怕是细微的线索也不放过，以此来判断他们的意图，了解他们想要与我们建立怎样的关系。

血清素——社会支配和社会层级

只要你有兄弟姐妹，那你一定能懂——即使在家庭内部，也会存在冲突，以及围绕地位和优势而展开的争夺。催产素能够促进内部合作，从而帮我们对抗外部势力。但是催产素并不能解决群体内部的层级和竞争问题。

有一个关于雪橇犬队的段子："如果你不是头犬，那你眼前的风景将一成不变。"

身居社会层级的顶端有许多好处。处于支配地位更加安全，还拥有更多的食物和更好的交配机会。每个物种都会在交配之前进行一个预选赛。对于哺乳动物来说，这个预选赛就是在以获得支配地位为目标的赛道上，"选手"们究竟取得了何许成就。地位高且盟友多的哺乳动物将有更多的后代得以存活。

在群体中居于边缘的个体将体会到生存的艰辛。他们的交配机会可能少得可怜，得到的食物也更有限。在面临外来威胁时，他们是不堪一击的。

不过天上不会掉馅饼。想坐上头把交椅，必须为之奋斗，或者花时间建立持久的联盟。追求支配和赢得尊重的过程会消耗巨大的能量。当你的社会地位受到威胁时同样会消耗巨大的能量。身为哺乳动物，假如你还有额外的资源，那么最明智的做法就是把这些资源用于发展社会力量，这或许会对你未来的生存起到帮助。

> 血清素会带来幸福感和安全感，因为它能让你知道自己的需求将会在群体中得以实现。

一旦哺乳动物获得较高的社会地位，它的血清素水平就会上升。而社会地位相对较低时，血清素水平则会下降。但是，高处不胜寒。如果等级较低的哺乳动物觉得特别绝望，皮质醇的激增会推动它们去改善当前的状况。要想居高临下，就需要不断奋斗。

快乐的歧途

快乐化合物带来的良好感觉也可能被操控或被扭曲。在某些情况下，它们不再按原先的方式发挥作用，反而会对我们的长期健康造成实质性的损害。

如果能找出威胁的来源，会让你感觉好一些。想象你正在进行一次野营之旅，你身处森林之中，周围一片漆黑，你听到附近传来一匹狼的可怕的嚎叫声，你知道它正在跟踪你的同伴。一旦你发现了狼的踪影，你会感到更安全。你想要找到这匹狼，一旦你真的看见它，你就会通过多巴胺的释放而获得奖励。同时，由于你保护了同伴免受外部威胁而促进了催产素的分泌，以及由于你觉得自己做得对而促进了血清素的分泌。有些人即便生来就是悲观的末日预言家，也仍有其积极的一面，这可能是一种自我强化的积极模式。

记住，快乐化合物存在的意义并不是为了创造永恒的幸福生活。快乐化合物只能通过短暂的爆发，引导我们朝着以生存为目的的方向行动。

> 如果你想要不断地激发快乐的感觉，你难免会遭遇越来越令人沮丧的负面作用。

而面对失望和沮丧，我们做出的回应往往是重复相应的行为，这会再次引发副作用，而且往往是更严重的副作用。我们如果不能得到自己想要的，就要面对加倍的教训，以及积少成多的副作用。只可惜，我们有时候真是不撞南墙不回头，不吃一堑不长一智。

我们已经聊过了药物成瘾的残酷路径，及其对大脑的永久性

重构作用。一旦我们有办法、有路子搞到那些非体内自然释放的
化合物，这些外源性强效化合物就会诱使我们走上一条绝路。阿
片类药物可以触发欣快感——与自然的内啡肽带来的欣快感无
异，而且又不像内啡肽那样需要我们以付出代价为前提——我们
需要先经历身体的损伤及其带来的创伤才能获得自然的内啡肽。
但是阿片类药物会导致很严重的昏沉状态，一些吸毒者甚至完全
不顾忌个人卫生到了令人发指的地步。我们进化出自然的内啡肽
是为了应对生死攸关的紧急情况，内啡肽可以让我们在生死关头
做出非比寻常而又势如破竹的反应。强效的体外合成版内啡肽则
是一条通往愉悦感的"人造"路径。

> 即便不依赖外源性药物，快乐化学物质一样可以让
> 我们误入歧途。

"恋爱"是幸福的一种最强烈的表现形式。恋爱把下列化学
物质调和成一杯药物鸡尾酒：

● 多巴胺——"求偶"行为所带来的奖励，把你
想要追求的对象最终追到手的喜悦，再向前一步就是性
高潮。

● 催产素——身体接触，以及由保护了你的群体
内新成员所带来的幸福感。

● 血清素——因你与你的伴侣结成新的联盟而提
高了你的社会地位。

但是，"为爱痴狂"总是短暂的。记住，多巴胺并不会为"习以为常的奖励"或者"手到擒来的奖励"而持续释放。尽管你总幻想这份爱情能够天长地久，但是任何一种关系最终都会成为"新常态"。一旦多巴胺停止释放，许多人就想要通过追求其他对象来寻找新鲜感和兴奋感，来寻找多巴胺释放的峰值所带来的爽感。

> 只有新鲜的奖励才能刺激多巴胺的分泌。

你需要不断追求新的体验、更多的财富或新的环境，以此来保持多巴胺的分泌。囤积物品的欲望就是一种常见的适应不良的表现——人们总是在寻找着下一个想要收藏或囤积的东西。另一种适应不良的表现就是旅行——定期用令人兴奋的、非常规的历险来奖赏你的感官。我们能够预见到这些行为会导致怎样的后果——形成强迫性囤积癖，或者体验成瘾（experience junky）。

在被别人激怒时，催产素能确保你的祖先们不会一气之下离开部落的安全地带。任何哺乳动物想要靠自己单打独斗，其存活的可能性都会大大降低。然而，并不是所有的群体都对得起这份归属感。我们对于归属某个群体的需求也可能会导致负面的后果。

黑帮就是在催产素的影响下所产生的一种不幸的副产品。人们加入黑帮是为了寻求安全和庇护。统一行动以及团结一致地攻击敌对帮派等行为能够使黑帮内部形成更紧密的关系。因此，他们形成了强大的相互依赖的关系。然而，帮派内部的关系也有无情无义的一面。冲突对于所有灵长类动物而言，都是日常生活中稀松平常的一部分。帮派成员之间会为争夺支配权而反目成仇。黑帮成员们宁愿忍受群体内的野蛮行为及其带来的痛苦，也不愿意面对被同伴抛弃的风险。无论他们的行为有多不正常，只要他们还能跟自己的同伴在一起，他们就依然能自我感觉良好。

在群体中保持有身份、有地位的状态，能让血清素持续分泌。尽管对认可的追求也可能会带来失望，但是这种动机仍然是人类生活中密不可分的一部分。不管你过去曾获得过多少认可，一旦得不到新的认可，你就会感觉很不爽。当你所渴望的认可被别人得到时，你就必须得想方设法让自己舒服点儿。于是你会重复任何过去曾使你得到过认可的行为，其中一些行为——如欺凌、羞辱或贬损别人——可能会导致非常负面的后果。

某些喜欢寻求血清素刺激的人倾向于扮演英雄角色，喜欢拯救别人。为了满足自己拯救别人的欲望，他们通常会鼓励并纵容一些负面的行为，正是这些负面的行为才让别人产生了被拯救的需要。

另一种能够促使血清素激增的常见方法是——赢得地位较高的人的爱意。这种行为的负面意义不言而喻。你可能对这种人并不感到陌生，比如阿谀奉承的"马屁精"、想要傍大款的"拜金女"、跟运动员、偶像和政客过从甚密的"追星族"。他们希望自己能够吸引这些地位高的人的眼球，哪怕对方给予自己一丝丝关注，都能够刺激血清素的大量分泌。

第二部分
从爬行动物到鲔鳍

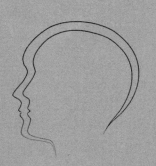

第七章　大脑的"自动驾驶"和应对压力

让我们回顾一下地球上的各种生命：细菌、病毒、细胞、植物、昆虫和动物。只有最后两种生命形式能"活动"。为了处理这世界上各种瞬息万变的运动，大脑是必不可少的，我们已经从前面的章节中了解到了这一点。我们与数亿年前的生物共同拥有一些相同的大脑基础化学物质——如多巴胺。

> 能动的生物有两种基础的进化路径：独立路径和依存路径。

独立路径通常具有以下特点：

- 在出生时或出生后不久即为成熟态，并具备生存所需的各种功能。
- 一生中会有很多后代。
- 不会单独对某一个孩子倾注过多心血。
- 在一生中的大部分时间都是独来独往的（交配活动除外）。

> 各种卵生爬行动物、鸟类和昆虫体现了这种比较古老的独立生存方式。

依存路径具有以下特点：

- 幼崽出生后在很长一段时间内都无法达到成熟态，也无法独立存活。
- 后代数量较少。
- 对每一个孩子都倾注了大量的心血。
- 要依靠更大的群体求得生存和保护。

依存路径属于进化意义上更新的一种路径，哺乳动物就遵循这一路径。

哺乳动物与更早期的独立路径物种在时间上有明显的交叠。我们继续和独立路径物种共同生存。如今仍然存在大量的早期独立路径物种，包括爬行动物、鸟类和蜥蜴。大约 6500 万年前，恐龙的大规模灭绝使哺乳动物的种类出现了激增。而作为我们的哺乳动物表亲，鼩鼱已经在地球上生存了 2 亿年之久。在 1 亿年前，它们分化成几个分支。

我知道古生物学家们会对我的定义吹毛求疵，并用一些例证来进行反驳。南极洲的帝企鹅不是哺乳动物，但是它们也会不知疲倦地在冰面上跋涉，坚定地守着它们的蛋，为自己的蛋保暖。它们还会长时间地聚集成一个庞大的群体。但是鉴于本书的目的，进行这样的两种路径的划分是有意义的，所以我会以哺乳动物和爬行动物作为这两种路径的代表，继续进行探讨。

爬行动物的大脑——躲避伤害并忽略多数事件

躲避伤害是不需要学习的。

> 许多躲避伤害的行为以及逃生行为都是凭借一系列自动反应得以实现的。

下面列举一些例子：

- 如果它会动，而且又比我小，那么它可能是食物，我应该追逐它。
- 如果它会动，而且又比我大，那么它就是个威胁，我应该有多远跑多远。
- 如果我感到疼痛，而且另一只动物就在旁边，那么它就是疼痛的原因，我应该和它打一架，否则我就得躲远点。
- 如果我周围没有威胁，我就应该休息，啥也不干。

现代人类的大脑会根据个人的生活经历进行学习和适应。但是对蜥蜴来说，它的大脑没有任何必要去调整自己的反应。只要有小动物出现在附近，它依旧大概率是自己的美餐。预设的自动反应虽然一成不变，但是依旧有效，不需要改变。

> 爬行动物的大脑是一台"不闻不问"的机器。

爬行动物大脑的超能力是高效率和低能耗，其核心就是它能够忽略掉许多事件，并且能够将有目的的尝试减到最少。

以下是这种原始大脑的基础"操作系统"：

- 不危险？忽略。
- 不刺激、不新鲜？忽略。
- 新刺激？总结要点，忽略细节。
- 意想不到的情况？忽略它，然后把它踢给大脑

中比较新的脑区去处理。

这是一种令人咋舌的极简设置。除非发生紧急情况，否则爬行动物的大脑会节约宝贵的资源。这些宝贵的资源包括大脑运转所需的能量，以及大脑为了调动身体运动而发出指令时所要消耗的能量，而启动身体运动之后还会进一步消耗更多的能量。鳄鱼会在河里一动不动地泡上几个小时，只需一次猛烈的进攻就能置路过的大型动物于死地，而消化掉这个猎物可能需要花上一周的时间。这是"无为而治"的效率的极致典范！

生存的当务之急是让我们去关注真正紧急的情况。这些紧急情况要求我们必须做出非黑即白的明确决策，决策所涉及的选择必须简单明了。爬行动物的大脑处理的是具体的、有形的、此时此地的事情，不需要通过学习就能够处理这些事儿。

恐惧和痛苦

我们之前探讨过"快乐"的化学物质，而对于"不快乐"

的压力化学物质皮质醇只是一带而过。在爬行动物的世界中，"快乐"的化学物质所扮演的角色并没有那么重要——爬行动物几乎完全由恐惧驱动。

> 皮质醇是大脑的紧急警报系统，它负责告诉大脑：有不对劲儿的事情发生了，你需要采取行动！

让人感觉良好的化学物质随后会被叠加释放，触发更广泛的复杂行为。不过许多动物仅仅依靠恐惧和压力反应，就足以存活下来。能够驱动行为的最强大的力量，就是避免疼痛的需求，它也是一种强效的记忆强化剂，它能够帮你记住将来应该避开什么。

> 有人认为皮质醇会造成不必要的疼痛，这种看法是错误的，实际上皮质醇的作用是防止更剧烈的疼痛。

在疼痛出现之前发生的事件以及相关的情境会被镌刻在大脑里，虽然这个"缓存"没办法存储太多信息，但是这个"缓存"让迅速地预先自动识别成为可能——这个"缓存"能让你在未来避免类似的威胁。

> 大脑会借用并复用旧有的进化结构。大脑中的有些区域负责储存躯体的痛苦，有些区域负责储存情感的痛苦，有些区域则负责储存经济的痛苦，而这些区域之间有大面积的重叠。

当你处于高度机警的状态时，你会经历一系列暂时性的、对你有短期帮助的变化，这些变化包括心率加快、肺活量增大、更多的血液流向你的四肢以促进自主运动。但是这个系统的设计原则是在短时间内发挥作用——而并非长期持续发挥作用。在慢性压力的持续作用下，不好的变化就会开始显现。可能会出现失眠、抑郁、免疫力下降等情况，而且患心脏病的风险也会增高。如果皮质醇的分泌得不到有效控制，它还会损害大脑中负责记忆的区域。

输不起的人

我们做出的某些选择能够将痛苦和损失降到最低，我们的原始大脑就专注于这样的选择。获胜的希望固然能够激励我们，然而相比之下，对失败的恐惧所产生的激励效果更甚，后面我们将进一步展开讨论。这种想要逃避痛苦和损失的动机来源于杏仁核，它负责对能够引发情绪反应的事件进行编码。情绪越是强烈，与此有关联的事件就越容易被记住，并且越容易被储存进我们的长期记忆中。

> 任何可能导致痛苦或损失的事情都会引起我们的重视，而且我们对这些事情格外关注。

第八章 何谓"风险"

我们的选择和行动都是围绕着风险和回报展开的。

传统经济学中的效用理论认为：人类总是以"理性人"的方式行动。按理说，人们所采取的行动应该是在当前情境下能够使他们获得最大回报的行动。而承担风险的行为则经历了更为复杂的进化过程。

相对性和参照点

风险和回报都是相对的。

我们无法凭空评估风险，对风险的评估取决于我们目前所处的环境和情况。我们现在所经历的以及我们目前习以为常的一切，都被称为我们的"适应水平"。

> 我们持续经历的事情会成为"新常态"，我们把它视为决策的参照点。

举个例子，想象一下，你是一个富豪——住着豪宅，坐着私人飞机到处飞。当你沿着公园的步道散步时，你看到一条流经陡峭峡谷的小溪，在小溪的对岸，一张百元美钞正在飘飘荡荡地向你招手。你会花费力气去捡这张钞票吗？答案很可能是否定的。因为它所带来的收益并不值得你付出这么大的努力。即使你得到了这笔意外之财，你的生活也不会产生实质性的改变。

然而，在同样的情况下，一个装满百元美钞的手提箱却有可能会引起你的兴趣。一个兴许会让你的资产翻番的投资机会也是如此。

> 人们对潜在的收益和损失的敏感度会逐渐减弱。对收益和损失的感知并不是绝对的，而是通过与我们目前已拥有的进行比较而产生的。

现在想象一下，假如你无家可归、穷困潦倒、饥寒交迫，你走在前面提到的这条路上，你会不会选择去把这张百元美钞搞到手？绝对会！钱意味着食物、浴室和温暖的毯子，这些东西都会大大改善你目前的境遇。

然而，金钱的客观价值并没有改变，在这两种情况下，钱都是一样的，变量是钱能带来的潜在利益，而潜在利益是以你当前的情况为参照的。

在你所处的环境中，奖励的普遍程度以及你获得奖励的难易程度，决定着你对奖励的重视程度，也决定了你愿意冒多大的风险去追求这份奖励。

让我们来做另一个思维实验。假设有一个转盘，你可以通过转动它来获得各种各样的结果。每个结果都是积极的、有益的，只有一个例外。这个例外对你没有价值，但也没啥影响。我们可以把这个转盘称为"好"转盘。假如你转动这个转盘后，它停在了无效的区域，你会认为这个结果是个"损失"。在这种情境下，你原本有机会获得潜在的收益，结果却没有得到，你会为此而感到遗憾。

现在假设有另一个类似的转盘，得到无效结果的机会保持不变，区别在于无效结果以外的其他结果都是负面的。我们可以称之为"坏"转盘。如果你转动这个转盘，结果是无效，你会长舒一口气，并且将这种结果视为一场"胜利"，因为你避免了许多潜在的坏结果。

然而，两个转盘上的"无效"的绝对价值是完全相同的。

> 对结果的正面或负面的评价，在很大程度上取决于我们当前所处的情境。

有时，我们没能得到想要的结果，但是对结果的主观评价仍然会对我们产生影响。如果结果是"一步之差"，差一点就能实现我们的目标，那么我们很有可能会继续投入精力去追求目标。换句话说，"一步之差"所产生的多巴胺激励有时候不亚于获得一次真正的胜利。

比如说，假设你赌某一匹马会赢，结果它得了第二名，那么你将来再次在它身上下注的可能性会更大，原因是你认为自己距离胜利只是咫尺之遥。再比如赌场里的老虎机总是出现"一步之遥"的结局（出现三个一致的图像为赢，但是结果总是只有两个一致），这个概率明显是经过刻意设计的，正是这种设计把玩家们拿捏得死死的，让玩家们不断地把钱送进这个"独臂强盗"的嘴里。

> "一步之差"为继续寻求奖励提供了强大的动力。

厌恶损失

好，接下来让我们来赌抛硬币吧，一种典型的抛硬币赌法就是"翻倍或输光"。如果硬币正面朝上，你会得到双倍的赌注。如果是反面，你就会输光赌注。从经济学角度讲，这种赌局的价值是中性的。然而，大多数人不会下这种赌注，因为他们更关注损失的可能性。

> 相较于收益，我们更容易放大损失，因为我们优先考虑的是生存威胁而非机遇。

想象一下，如果发生了紧急情况，但你却没有注意到，会怎样？"紧急情况"这个词本身就意味着你必须注意它，因为它很重要，需要你立即对它加以关注。你的一些祖先把负面的威胁列在第一优先级，于是他们才有了更好的生存和繁衍的机会。

桌上有一碗美味的冰淇淋，你用勺子就能够得着它。旁边有个人虎视眈眈，只要你一伸手去够冰淇淋，他就用羊角锤砸你的手。你是会不断尝试伸手去挖一勺冰淇淋尝一尝呢，还是会想办法先消除被锤子砸的可能性呢？答案很明显——除非你对冰淇淋是真的"死了都要爱"，否则，我们大多数人都能做出延迟满足的靠谱选择，这样才能应对眼前的威胁。

> 一鸟在手，胜过两鸟在林。

上面这句话是绝对正确的。如果要让你放弃一只"板上钉钉"的鸟，那么需要用一个可能会获得两只鸟的机会来对赌。这种不对称性会因具体情况而异，但是这种机会收益的比例大概在1.5~2.5倍。你可以放心大胆地用2:1这个比例作为近似值。不过你要清楚，在不同的环境中，不同的个体对损失的厌恶程度有很大的差异。

确定的事和意外的事

原始大脑喜欢确定的事情。它不喜欢在各种模棱两可的选择之间纠结，它喜欢一目了然的对比。

> 你的原始大脑会自动评估收益和损失。

多巴胺会根据我们的经验构建一个关于世界的心理模型，这是多巴胺的一个核心功能。有些事件能够符合我们建构的这个关于世界的心理模型，这样的事件带给我们一种可预见感。多巴胺的作用是让我们保持动力，朝着目标前进。如果发生了什么意想不到的事情，那我们就需要格外注意。既然我们没能通过心理模型预料到此类事件会发生，那么它可能是新鲜事儿，而且很可能是重要的。

> 不可预见的奖励比意料之中的奖励更令人兴奋。

意外事件激发的多巴胺分泌量可以达到可预测事件的 3 ~ 4 倍!

然而，不可预测性和随机性还是有区别的。

> 我们的大脑会自动地建构规律并按规律行事，而一旦遇到真正的随机事件，这就难免会让我们陷入麻烦。

如果我连续抛五次硬币，每次都是正面朝上，你一定会怀疑我是个骗子。实际上，根据统计计算的结果，出现这种情况的概率只有3%左右。虽然每次抛硬币都是随机且独立的事件，虽然这一系列事件根本没有规律可循，但是我们的大脑还是会拼命想要梳理出其中的规律⋯⋯

我们确实有一种"认为自己能够预测随机事件或者控制随机事件"的倾向，当我们主动参与到事件当中时，这种倾向容易被放得更大。面对一个纯粹的随机游戏，只要我们"直接参与"

其中，我们就会误以为自己比别人更有可能取得好的结果。回想一下在酒吧掷骰子的情形，或者在选择彩票的数字时我们的莫名自信。你主动参与其中时，总觉得赢面更大，不是吗？

在面临"一步之遥"的局面时，如果我们曾经主动参与过，那么我们会得到更多的快乐。可能这种情况可以部分归因于"主导权效应"（ownership effect），我们将在后面进一步探讨这个效应。通过拥有、体验或积极参与，主导权会让我们高估结果。

> 积极参与到随机事件当中去，会让我们错误地认为自己可以使结果朝着有利的方向发展。

第九章　情　感　生　活

具身的情绪

人活于世，情绪在其中扮演着关键性的角色。情绪是我们决策的核心。

> 大脑中较新的"理性"部分在做决策的时候必须参考情绪的评价，而这种情绪评价源于潜意识层面。

我暂且把"理性"的部分按下不表，先陈述一些与情绪相关的关键概念。

根据情绪的发生过程，情绪体验的关键组成部分包括：

- 外部的刺激——刺激通过感官触达我们。
- 过去的经验——我们行至今日的全部经验。
- 大脑中的心理图像——被激活的概念和模拟仿真。
- 在身体上引发的反应。

情绪反应的产生，通常需要以觉察到环境的变化为前提。环境的变化可能是显而易见的——比如捕食者向你猛扑过来；也可能是非常细微而又难以觉察的——比如聊天时朋友脸上一闪而过的微表情。

无论是一首遗忘已久的歌曲、健身房的更衣室里陈腐的汗味，还是踏进阔别已久的童年时代的住宅……这些事件都能在我们体内引发强大的连锁反应。

有时这种连锁反应是直接的、自动的。我们在小路上走着走着，会突然往后一跳，原因是我们把路上的一截树枝误认成了一条蛇。我们的反应发生于意识之前——甚至在我们真正看清楚地上到底有什么东西之前，反应就已经启动了。

个人的生活经历

有时候，情绪的加工过程也可能会非常复杂而且是有意而为之的。

想象一下，在一次商务活动中，你看到一位好朋友正在和你的死敌深入交流。他们在谈论什么？他们的亲密互动意味着什么？当下的权力联合会产生怎样的变化？他们的交流预示着什么新的社交风险或机遇？两人的互动对你来说意味着什么，取决于你此前与当事人有关的经历，以及他们两人之间的关系。

> 我们通过感官感知到外部事件，然后结合过去的全部经验对感知进行自动的、细致入微的加工和处理。

每个人的经历都是高度个性化的。比如说，我不太喜欢注射器针头，甚至在电视上看到针头都会令我不舒服。这与我的个人经历有关，我高中那年献血时差点晕过去，自那以后看到针头我就不舒服。针头会让我联想到焦虑、恐惧和疼痛。所以，在不得不抽血的时候，我宁愿闭上眼睛。

如果是一名抽血医生，抽血可能会令他联想到能够提供高质量医疗保障的专业能力，以及由此引发的自豪感。

文化的渲染和诠释

我们对事件的反应在很大程度上取决于某些物体、符号或观点能够让我们产生什么样的联想。

来想象一位 16 世纪早期的北美土著。他在一块新犁好的土地附近发现有个东西卡在了土里面，那是两根用麻绳绑在一起的呈交叉状的棍子。对几百年前的北美土著来说，这很可能是一个奇怪物件，值得拿来研究一番。

但是对天主教牧师来说，假如他遇到同样的物品，则会引发宏大的意义感。他会联想到富有宗教含义的十字架，以及与这个象征符号有关的层层内涵。他可能会穿越回自己追寻宗教之路的起点，回想起是什么引领自己走上了这条路，以及多年虔诚地侍奉天主之后自己的收获。他会体验到共鸣和虔敬，并产生一种身处神圣之地的感觉。在北美这片新大陆上，基督徒兄弟还不多见，但是这位牧师竟然意外地发现了一位基督徒的墓地，他甚至可能要立刻在墓地上开始诵读祷文。

> 事件以及我们关于事件的联想被整合到一起，它们被共同储存在我们的大脑中和我们的身体里，形成一种直观的感觉状态（feeling-state）。

事件会引发一种关联反应，我们将这种关联反应称为情绪。这个反应过程涉及大脑和身体的许多区域。身体反应可能包括心率、警惕性、肌肉张力、出汗和胃部紧张程度的变化。别忘了，大脑和其他身体系统可不是彼此分离的，我们的整个机体都在对事件做出反应。

当然，这也是相互的。人们早就知道，对身体进行的某些训练会使神经系统重新连接，并影响人们对事件的反应。练习瑜伽、太极、冥想或祈祷会深度改变我们的情绪状态。我们也知道，限制躯体的运动也会限制住情绪。注射肉毒杆菌会杀死面部的神经细胞，从而阻止你的面部肌肉表现出某些面部表情。这会使你对自己以及别人的情感体验变得迟钝。情绪的感受与我们肌肉的运动是息息相关的。

人类文化中有七种基本的情绪，在各种文化背景中这七种基本情绪都普遍存在。我们可以把这些基本情绪理解为人类的通用语言，只不过这种语言是通过面部表情和体态姿势表达出来的。

> 人类普遍存在的情绪包括惊讶、愤怒、恐惧、厌恶、悲伤、轻蔑和喜悦。

我们在各种情境中也许会面临无限的选择和可能性，如果需要列出各种可能性并思考如何实现这种可能性，那咱们干脆别活了。好在身体的反应会直接缩小我们的选择范围。

我们会根据直觉来对反应进行分类，有些反应会直接被归入"不予考虑"的范畴，因此我们才能够对正在发生的事件做出决策并快速反应。不过我要澄清一点——我们从来不会忽略这些情绪信号，或者无视它们。即便我们在有些情况下启用了"理性"思维，但实际上获取身体信号的努力也从未停止，我们通过这些信号来聚焦长远，避免短视。

> 我们会表现出各种情绪反应，其主要目的是迅速缩小我们对后续行动的选择范围。

第十章　群居的好处

群体的利与弊

爬行动物的大脑不太关心"关系"。爬行动物的大脑是为个体生存而精心打磨的一套工具。呼吸、进食、打斗、逃跑或躲避危险……如果你能够精通上述事项，你就会有更多的后代，你的后代亦复如是。

> 而对哺乳动物而言，生存是一项团体运动。

如果单拎出某个哺乳动物，它作为一个个体或许不够强大，但是它的预期寿命仍然比大多数的早期生物更长。哺乳动物的幼崽存活率更高。哺乳动物具备通过经验进行学习的能力以及合作的能力，这就给哺乳动物带来了群体优势。

在合作群体中生活有很多好处：

- 能够在休息和恢复的同时保持对危险的警惕。
- 能够在获取食物的过程中进行合作。
- 能够分享到由最有能力的团队成员所获取的食物。
- 能够组织集体防御来抵御外来侵略。

但是这样的群体也带来了新的问题：

- 如何防止个体独自瞎溜达。

- 如何抚养幼崽度过漫长的非独立期。

- 如何区分朋友和敌人。

- 如何通过合作来达到团队目标。

- 如何对团队进行组织。

让我们来研究研究哺乳动物生存的基本机制。

孤立等于死亡

群居动物会不断地监控群体中其他成员的位置。一旦群居动物的视线范围内找不到任何一个群体成员，它的皮质醇就会上升，直到平安回归到群体的安全怀抱中时，它的催产素才会被释放以兹奖励。

> 如何才能防止哺乳动物瞎溜达而从群体中走失？每当出现这种情况就让它感到痛苦——这样就能达到这个目的！

情绪上的痛苦能够大量激活身体的疼痛通路。"痛苦"可不是仅仅"存在于你的脑海中"的东西，它是一种求生的适应能力。"痛苦"给你了充足的理由，推动你重新回归团队、修复破裂的关系、重新考虑独自行动的风险，这会增加你生存的机会。

对哺乳动物而言，健康的社会关系与其说是某种额外福利，倒不如说是构成幸福生活的重要组成部分。

社会孤立对人类寿命所造成的危害不亚于每天抽两包烟这个坏习惯所带来的危害。一段深厚情谊的终结或者亲人挚友的去世是引发焦虑或抑郁的主要风险因素。

即便是严重性稍逊一筹的社交事件——如受到群体的排挤或者联盟关系破裂，也会导致严重的苦痛，这会激活负责处理疼痛的脑区——背前扣带皮层和岛叶。

对哺乳动物的大脑来说，被接纳和归属是生存的必要条件。

你越是感到被排斥，这种被排斥感就越是深刻地纠缠在你的灵魂里。这在惨遭抛弃或被虐待的儿童身上体现得尤为突出。这种早期经历给非但不能给孩子带来安全感，反而会让他们陷入孤立无援和恐惧害怕的感觉中无法自拔。这会进一步破坏依恋机制，并对心理健康造成毕生的负面影响。

依恋和情感

对于哺乳动物来说，在孩子和抚养者之间建立强有力的联结是至关重要的。

哺乳动物宝宝出生时是脆弱无助的。它完全依赖于成年动物所给予的持续照顾，才能完成成长和发育。

> 对哺乳动物宝宝来说，对爱的需求以及被爱的感觉是最重要的驱动力。

健康的依恋可以通过以下方式来表达，包括拥抱、发声、梳毛以及其他能刺激依恋感的接触方式。相比于其他需求——比如获取食物和水的需求——依恋需求更为重要。如果不能形成有效的依恋，所有其他的需求都会被忽视掉，那么哺乳动物宝宝就会死掉。

依恋能够有效运转的基础，不仅仅包括幼崽对成年动物的依恋需求，还必须包括成年动物（通常主要指的是幼崽的母亲）对照顾幼崽的渴望。大脑的隔区（septal area）负责在我们的亲近倾向和回避倾向之间进行平衡、调整和转换。这个区域富含催产素受体。如果某个动物特别烦人，哭个不停，总是干出各种令人沮丧的事儿，我们通常会试图回避它，但是绝大部分哺乳动物母亲都会在催产素的作用下主动承担起母亲的角色，去照顾这个麻烦精。

在分娩过程中哺乳动物会通过分泌催产素来促进分娩，催产素也会促进产奶。不过，催产素还有着更为长远的影响，那就是激发母亲照顾孩子的意愿。催产素是一种多效合一的化学物质，它对身体产生的影响包括生育、供给食物、形成一种持久的抚养后代欲望。

如果大脑隔区受损，妈妈则可能会对照顾孩子不太感兴趣，甚至会抛弃孩子。这样的孩子在成长过程中缺乏安全感，未来照顾自己的子女的能力也更为低下。如果父母能给予子女悉心的养育，其子女的大脑隔区的催产素受体密度就会更高，这会进而使它们将来更容易成为更好的父母。

回避和接近

随着哺乳动物宝宝渐渐长大，最终它们依恋的对象会从母亲变成更大的群体，它们将要依赖群体而生存。在这个阶段发生的事情可比亲子关系要复杂得多。转眼之间，它们必须识别并确定谁是自己的盟友和支持者，而谁又是试图伤害自己的外人。

多效合一的催产素再次施展法力。它远不止是"抱抱神药"，它也有阴暗的一面。

> 哺乳动物会对不受欢迎的外人以及具有威胁性的外人采取攻击行为。

我们一眼就能看出一个陌生人是否处于社会主导地位，以及他们是否值得信赖。慈爱的母亲对自己的孩子温柔体贴，但是面对充满敌意的陌生人，温柔的母亲会迅速采取行动，极尽凶猛之势保护孩子不受陌生人的攻击。对威胁时刻保持警惕的不仅仅有母亲们，群体内的所有成员都会时刻警惕外人，所有外人都可能被视为外来威胁而遭到怀疑和攻击。

催产素对灵长类动物所起的作用还有所不同。人类似乎会自然而然地将他人分为三类：受欢迎的"自己人"、不受欢迎的"外人"和不认识的"陌生人"。在安全的、支持性的环境中，催产素会持续分泌，在这种情况下遇见陌生人，我们就更容易把他们往好处想。

> 人们有时会接纳完全不认识的陌生人进入自己所信任的群体。

大脑中有一个区域专门帮助我们识别谁是盟友。梭状回面孔区（fusiform face area，FFA）与一般的物体识别系统的运行模式不同。它运转得更快，能够帮助我们认出别人到底是谁。我们人类只能识别正向的面孔。而一些树栖猴子经常用尾巴倒挂在树上，它们能够识别各种朝向的面孔。一旦我们通过面孔识别辨认出一个朋友，我们就会通过内侧前额叶皮层——大脑中负责控制社会行为的区域——来处理这个情况。我们对亲密的朋友倍加关注。而陌生人的脸则不会激活内侧前额叶皮层。

自闭症患者看到别人的时候并不会激活 FFA——各种不同程度的自闭症患者都是如此，反而会激活颞下回——通常来说它是大脑中负责处理复杂视觉场景的区域。实际上，他们并看不出一张完整的脸，也不能把这张脸与一个认识的熟人联系在一起。自闭症患者会把面部的各个特征当作互不相关的物体来加工，他们也无法读懂通用的面部表情。他们在视觉层面上重构面孔的方式不带有任何感情色彩，就如同识别无生命物体一般冷漠。正因如此，常人能够通过面孔来获得的丰富的情感信号，对自闭症患者来说并不存在。

> 进化使我们能够认出朋友的脸，并对此产生反应。

地位和优势

哺乳动物会通过结盟来获得合作的优势，并对外展现出统一的阵线。但是在集团内部，又是另一码事儿了。集团内的个体一直在争夺地位。被尊重和拥有支配权令人感觉良好，地位低下则让人感觉难堪。你要么成为领导者，要么就得不断地满足别人的需求。

> 坐上头把交椅的个体——根据哺乳动物物种的不同，这个个体可能是雄性也可能是雌性——能够因地位而获得很多好处。

这些好处包括优先进食权、获得最佳食物的权利，以及从强大的社会联盟中获得支持。身居高位者可以更频繁地与地位较高的伴侣交配，这能更好地养育后代。一旦你成为哺乳动物群体中的主宰者并且拥有了权力，你的睾丸激素水平就会上升，皮质醇水平会下降。你会自信、坚定、舒适。

如果你在群体中地位较低，你的生活就会截然不同。吃东西时总是最后才轮得到你，你会经常饿肚子。由于你处于群体的外围，时常会感到孤立无援，所以你会有生理上的不安全感。你的交配机会也相对较少——有时甚至根本没有机会。你的基因在灵魂深处发出呐喊，让你对这种糟糕透顶的情况采取点行动，这种深层的内驱力通过激发皮质醇大量分泌来促使你采取行动。当你所做的全部选择都被证明是错误的，你会变得更加绝望，这时你会愿意冒更大的风险来改善自己的处境。

如你所见，用"天壤之别"来形容地位高低所带来的差异一点都不为过，所以说为获取支配地位而进行的争夺和投资都是值得的。地位高的个体会努力维持自己的地位。地位较低的个体也同样会努力提高自己的地位。占山为王的征战永不停息。

> 一旦哺乳动物察觉到对社会关系或社会地位的威胁，它必然会感到压力巨大。

大脑容量的增加让我们能够不断地更新自己在群体中的地位信息以及群体中其他个体的地位信息。哺乳动物的大脑越大，它能处理和更新的社会信息就越多。人类和其他灵长类动物的大脑尺寸更大，于是复杂的社会结构和更大的群落得以在这些物种中形成。

对哺乳动物而言，携带额外的食物或其他生存必需品并不是一件易事。于是，哺乳动物把所有的剩余精力都投入建立和维持社会联盟，以备不时之需。

哺乳动物持续不断地将自己的处境与其他同类进行比较，它们会对能够提高自己的群体地位的活动投入更多精力。

第十一章　晚安，做个好梦

对睡眠的普遍需求

我们对世界的感知主要侧重于清醒状态下的感知。

生活中大多数复杂而又有趣的行为似乎都发生在我们清醒的时候。大多数人认为睡眠不是什么好东西，顶多只能算是一件必要而低效的事。人们接纳睡眠，是为了睡醒之后回到忙碌的生活，回到闪烁的屏幕前。

实际上，对于地球上大多数动物和昆虫来说，睡眠其实是生命的基础。几乎所有的动物都要睡觉。只有规律休息、规律维护、规律保养，才能支撑生命的延续。这些你都能通过睡眠实现，甚至能实现更多。

> 睡眠是生命的原始状态，觉醒就由此产生。

睡眠是绝对必要的，它是健康和延年益寿的必要条件。大脑和神经系统的复杂程度越高，就越需要通过睡眠来保持最佳表现。

从表面上看，睡眠似乎是对时间的浪费，甚至是危险的。我们的大脑本可以用这个时间来与敌人战斗、来寻找食物或者寻找交配的机会。但是，正因为我们的身体和大脑是异常复杂的，睡眠才更显关键，它对于清理、维护和整合每天的经历至关重要。这种维护不仅对我们个人有益，而且还能修复我们在大集体中的合作能力。

> 睡眠主要分为三种类型：深度睡眠、非快速眼动睡眠（NREM）和快速眼动睡眠（REM）。

深度睡眠的主要作用是清除毒素，以及抹去那些不再对生存有帮助的信息。在进化发展的过程中，深度睡眠是最早出现的。在深度睡眠中，我们完全失去了意识感和时间感。整个大脑皮层沉浸在一种慢波振荡的节律中。深度睡眠的用处包括同步、修复、削弱或移除不必要的神经联结。清醒的大脑所关注的是实时接收并处理信息。在深度睡眠中，大脑的关注点由外转内，从而从一整天的各种活动中提炼出精华。

非快速眼动（non-REM）睡眠将前一天的短期记忆从海马体中转移到更稳定的新大脑皮层，以便在更遥远的将来能够再次提取。

快速眼动睡眠是较晚发展出来的，而且只有一些相对新近的物种——如鸟类和哺乳动物——才具备此功能。

在快速眼动睡眠期间身体的随意肌处于瘫痪状态。你在平躺休息时，更容易进入快速眼动睡眠。不过这种状态也许会产生致命的风险，于是乎某些动物独创了一些应对方案。例如，一些候鸟会进行非常短暂的快速眼动"小睡"，而且要把打盹的时间缩减得足够短，才能防止它们从天上掉下来。类似地，某些水生哺乳动物——比如海豚，会在大脑左右半球之间交替进行快速眼动睡眠。这样能够防止溺水——让它们在部分大脑处于睡眠状态的同时，能够有意识地浮出水面并进行呼吸。

深度睡眠开始于睡眠的前期，其主要作用是清除不必要的神经联结。接着，非快速眼动睡眠将短期记忆转移到长期记忆。压轴的快速眼动睡眠负责强化某些特定的联结。快速眼动睡眠将当天刚形成的印象叠加到此前形成的贯穿整个生命历程的宝贵经验之上，并将其加以巩固以备将来使用。

人类的睡眠

正常人每晚的睡眠时间大约是 7~8 个小时，下午还要小睡 30~60 分钟。无论地域和文化的异同，均呈现同样的规律。无论我们是否愿意承认睡眠需求并尊重这一需求，我们的清醒程度都会在午后开始下降，我们会感觉到困意袭来。

现代人类进化的第一步就是从相对安全的树上下来，来到非洲大草原的地面上。由于地面上的生活要危险得多，所以减少睡眠时间变得迫在眉睫。

> 我们的灵长类亲戚们一般要睡 10~15 个小时，而我们人类大约只花 8 个小时睡觉。

导致睡眠时间缩短的原因很可能与我们对火的使用有关，也与我们聚集了更大的部落群体有关。火能够吓跑大型掠食者，让它们不敢靠近。火同时还是一种天然的蚊香，因为烟可以防止昆虫靠近和叮咬我们。接下来需要站出来的就只是几个守夜人而已，在其他成员睡觉的时候，守夜人持续警惕关注整个群体的安危就万事大吉了。

> 为了弥补睡眠时间的大幅降低，人类进化出了一种更密集的睡眠模式——爱做梦和快速眼动。

正常情况下，人类睡眠时间的 20%～25% 处于快速眼动期，这与其他灵长类动物形成了鲜明对比，该比例在其他灵长类动物中为 9%。再也找不出哪个物种会用这么大比例的时间进行快速眼动睡眠。

> 想要维持情绪校准并保持恰当的社会行为，快速眼动睡眠至关重要。

没有足够的快速眼动睡眠，我们就无法准确地判断面部表情或肢体语言。我们将对别人的意图和动机妄加揣测，并且更容易把别人视为威胁。我们也难以控制自己的情绪反应，并且会以莫名其妙的方式回应他人。我们需要创造更大的、更稳定的、紧密联系的群体，情绪健康是这一切的能力基础。而群体又是进一步形成复杂社会的先决条件。所以说，文明和良好的合作都建立在稳定且充足的快速眼动睡眠的基础之上。

不睡觉的影响

有两种重要的机制掌控着我们的睡眠。

> 睡眠压力是两种重要因素相互作用的结果：一是不断循环往复的生物节律；二是我们已经清醒了多久。

我们大多数人对 24 小时的昼夜节律都并不陌生。昼夜节律会让我们在晚上和夜间进入周期性的困倦状态。你可以把它想象成一个每天重复出现的慢波。根据环境中的光线情况的不同，昼夜节律会让你保持清醒或昏昏欲睡。在自然界中，这种明暗交替是规律性的，它对我们来说是一种持续而又稳定的体验。不幸的是，人工照明的出现已经在很大程度上破坏了明暗交替的稳定性。我们对昼夜节律的主观忽视会造成灾难性的后果。

第二种睡眠机制类似于一个持续运转的睡眠压力计时器，它记录着我们清醒的时长。只有在睡过一个完整觉之后，这个计时器才会归零重置。

我们处于清醒状态时，肝脏会不断地产生一种叫作腺苷的物质。它会在体内循环，并在细胞内持续累积。当它与腺苷受体结合时，就会对我们形成强大的压力，迫使我们休息，而且这种压力会不断增强。腺苷受体不仅会与腺苷结合，也会与其他物质结合——比如咖啡因，从而阻断腺苷产生的压力作用。

> 咖啡因并不是兴奋剂，它并不负责让你更警醒。它所做的只是暂时掩盖长时间保持清醒状态之后体内累积起来的睡眠压力。

有了充足的睡眠，大脑就能为我们的学习能力和高效决策的能力提供保障，并且能提高身体技能，巩固新的记忆。它还能帮助我们理解自己内在的情感世界，并帮助我们为迎接第二天所要面对的纷杂的社会互动做好充分准备。

> 在清醒了 16 个小时之后，大脑开始出现灾难性的崩溃。

我们开始依赖大脑中更原始的部分。正常情况下，杏仁核和前额皮质之间有很强的联系。杏仁核掌管强烈的情绪，大脑皮层能够施加一定程度的控制并通过某些功能来驾驭情绪。你可以把这种关系看作一个反馈回路和自我调节系统，而缺乏睡眠会破坏这种关系。

> 没有睡眠，大脑会在积极和消极的极端情绪之间剧烈摇摆。

一旦缺乏睡眠，我们在许多情况下都将无法做出细微的反应，也不能进行自我调节。在睡眠剥夺期间以及此后的一段时间里，我们的身体会陷入"战斗—逃跑—冻结"的模式。大脑将启动原始的"求生"自动驾驶模式。

睡眠对我们的精神健康有多重要呢？

看看下面这些影响吧：

- 睡眠障碍与药物滥用和成瘾强相关。

- 当我们不能对睡眠进行自我调节时，吸毒复发的概率要高得多。

- 每种主要的精神疾病都与睡眠失调有相关性。

- 如果你在学习后的当晚没有得到充足的睡眠，你将无法巩固所学到的知识，即便之后"补觉"也无济于事。

受睡眠不足所累的不仅仅有大脑。如果你很疲惫，那么出车祸的可能性就更高。睡眠不足时开车比醉驾导致事故的概率还要高。如果疲劳状态与醉酒状态叠加，那么发生事故的可能性会提高 40 倍！还有，因睡眠不足而罹患癌症、中风和心脏病并致死的概率也更高。

靠服用安眠药并不能弥补睡眠的匮乏。安眠药能做的仅仅是通过麻痹你的随意肌来"使你陷入昏迷"。

> 睡眠的恢复功能是安眠药所无法给予的。

缺乏睡眠还会削弱你的免疫系统。你在睡眠不足的状态下更容易受到各种细菌和病毒的感染，而且受伤后需要更长的时间来进行恢复。当你生病时，你的免疫系统会增加睡眠压力，从而迫使你卧床休息，促进恢复。

> 规律的、充足的自然睡眠是日常生活必不可少的支持。

快速眼动睡眠

人类的睡眠是分段循环的，每段睡眠约 90 分钟。在每一段睡眠周期中，我们会陷入深度睡眠，然后是非快速眼动睡眠，然后是快速眼动睡眠。用洗衣机来类比这个过程吧。睡眠周期的第一部分是用洗涤剂洗去杂质和污垢；第二部分就好比加入颜色鲜亮剂，强化关键的新信息并为其提供支持；第三部分将新的添加剂永久地融入衣物纤维中——也就是融入我们过去的经验里。

快速眼动睡眠不仅出现在每个睡眠周期的末尾阶段，而且随着入夜时间的拉长，快速眼动睡眠的比例也会增加。在之后的每个睡眠周期中，快速眼动睡眠的百分比都比前一个周期更大。在最后一个睡眠周期中的快速眼动睡眠最多。

> 如果我们的睡眠时间少于 6 小时，那么我们就会损失一大段快速眼动睡眠的处理时间。

脑部扫描显示，快速眼动睡眠期间，视觉、运动、情感和记忆区域的活跃度强于正常水平。大脑后部的视觉空间区域负责处理复杂的视觉信息。运动皮层通常负责发动动作。但是当这个区域处于激活状态时，对随意运动的所有控制都被切断了——我们就相当于瘫痪了，我们之后还会对此进一步探讨。

杏仁核和扣带皮层的活跃度也很高——它们不断产生并处理情绪。最后，海马体及其邻近区域忙于处理自述式的记忆。上述脑区在快速眼动睡眠阶段的活跃度实际上比我们清醒的时候还要高出三分之一！与此同时，控制理性的逻辑思维的脑区活跃度下降。综上所述，你面前出现了一个模拟引擎。

> 快速眼动睡眠期的梦境既是对前一天情感体验的生动再现，也是不受现实主义约束的狂放不羁的故事情节的大杂烩。

大约三分之一到一半的梦境主题与我们白天所经历的事件直接相关。梦境重点映射了我们情感上关心的主题。在快速眼动睡眠期出现的这种记忆回放，比现实生活中要慢得多——可能只有一半或四分之一的速度。慢速回放让我们有时间处理并整合所有可用的信息，这也解释了为什么我们总觉得在梦中出现的主观情节的时间似乎要比现实世界中的时间要长得多。

睡前这一天的各种信息在梦境中被高效地处理，然后与我们过去的生活经验相结合，如此形成了一个关于外在世界的稳定、连贯、持续更新的模型。我们把新发生的事件联系在一起，也把它们与之前的经历相结合。

与此同时，伴随当天的事件而出现的强烈情绪会被消弭，因为这些情绪不再有价值。假设你不小心被热炉子烫伤了手，在未来的某个时刻，你需要回想起这个生动的事件——包括导致它的原因；然而，你不会希望每次回想这件事儿都要重新体验一遍当初的伤痛感。

> 快速眼动睡眠的作用类似于温柔的疗愈——从起初的高度情绪化的情境中把记忆单独剥离出来。

如果打断快速眼动睡眠过程，记忆将继续以创伤性的方式再现。在患有创伤后应激障碍（PTSD）的人群中，这种情况很常见。雪上加霜的是，在经历过创伤性事件之后，想要睡个好觉也是难上加难。

> 快速眼动睡眠能够调节我们精准解读他人面部表情的能力。

没有了睡眠，我们对别人的印象就会被扭曲。我们会假想别人想要伤害自己，或者别人对我们有负面的企图。每天晚上的快速眼动睡眠能让我们重新调整状态，以便我们能够准确地驾驭社交世界，并做出恰当的反应。快速眼动睡眠的时间越长，我们的这种能力就越强。反之，如果睡眠不足，我们就会觉得外面的世界是危险的，我们会不自觉地屈服于恐惧的偏见。在进入青春期之前，我们开始形成这种情绪调节的能力。也正是在青春期时，我们开始格外关注同伴们的行为。

梦是对危险事件的预演

每天发生的新鲜有趣的事情，会在大脑中被巩固为长期记忆。大脑也会扔掉一些不再会被用到的信息。

不过，我们之所以会把生命中大量的时间用在睡觉上，还有另一个重要原因。大脑在快速眼动睡眠期会关闭对随意运动的控制，这一事实暗示着睡眠的另一个重要目的。

> 在睡眠中对危险的活动进行模拟，既可以让我们为之做好准备，又不需要为现实的失败而付出高昂代价。

夜晚的梦中世界通常是名副其实的"战或逃"噩梦集锦，而且这种恐怖剧情还会反复上演。在这一系列荒唐的体验中，你是主角。很多梦境都会涉及身体上和情感上的危险，而你会试图应对这些危险。你会沉浸在恐惧和愤怒之中，而且会感到巨大的压力。在所有文化中，最常见的梦都是被攻击或被追赶。其他常见的主题包括：溺水、迷路或被困、生病或死亡、受伤、在公共场合赤身裸体（及其他社会性威胁）、遭遇某种自然或人为灾难。

梦中世界往往充斥着各种各样的可怕情境，而我们只能去面对它们。

我们或逃跑，或战斗，或努力挣扎着想要处理这些情况。我们的大脑并不知道梦不是真实的，这才是重点。

通过使身体处于瘫痪状态，我们可以安全地在快速眼动睡眠期间尝试危险的身体练习。

在模拟的过程中，我们的大脑完全切断了与随意肌的联系。这能保证在我们睡着的情况下，梦境中想象出来的熊不会出人意料地逼得我们从真正的悬崖上纵身跃下。在梦中进行过各种殊死搏斗之后，我们能遇到的最坏情况，无非就是把自己吓醒，直挺挺地坐着出一身冷汗，仅此而已。

当然，在快速眼动睡眠期间，所有维持生命运转所必需的非随意肌——也就是呼吸系统和循环系统所涉及的肌肉——都仍然在正常运转。

人们在清醒的状态下的确很擅长自主模拟。有研究证实，通过想象罚篮成功的画面可以提高罚篮成绩，而且提升效果与进行实际练习无异。每天晚上大脑都会为我们提供各种高风险的求生事件，强制我们进行模拟训练。这让我们有机会能够安全地尝试各种创新的问题解决方法。

记忆、 学习和创造力

想要学习新知识并巩固新知识，睡眠至关重要。

> 如果在学习后的当晚你没睡好，就无法巩固记忆。

学习后的当晚必须保证充足的睡眠，否则在之后的晚上睡再多也无济于事。睡眠会阻止遗忘。每天清醒的时长超出正常范围会导致记忆衰退的速度加快。

原因很简单。事实性信息每天都被储存在海马体中，经过一晚的充足睡眠后，这些信息会被移走，然后与大脑新皮层中已有的信息进行适当整合。如果之后需要再提取和回忆，那么新皮层是一个更稳定的区域。在每个睡眠周期中，转移工作主要发生在非快速眼动睡眠阶段。

> 充足的睡眠会冲刷掉短期记忆，为新的记忆腾出空间，并将重要的记忆储存到长期记忆中。

当你醒来时，你已经为学习新的知识做好了准备，而且你已经把关键的知识储备起来以备将来之用。还有可能前一天原本想不起来的一些内容，你睡过一宿之后又能回忆起来了。

一些有力的证据表明，我们可以选择性地让某些特定的信息在夜间得到最有效的巩固。睡眠是一个聪明的过程，经过精挑细选，它会选定究竟哪些记忆值得我们格外关注，这又部分取决于我们在学习过程中对事件采取的编码方式。

在睡眠期间，我们也会对新的身体技能进行巩固。在充足的快速眼动睡眠之后，我们的身体技能会变得更加自动化，而且在速度和准确性方面都有所提高。在整晚的睡眠中，最后一个睡眠循环中的快速眼动睡眠期最长。所以，如果你剥夺了自己最后一个 90 分钟的睡眠周期，那将会抵消前一天进行身体锻炼所带来的诸多好处。

睡眠的另一个重要功能是将新信息与我们迄今为止累积的印象整合在一起。换句话说，是在大脑各区域之间形成新的联结并进行强化。处于快速眼动睡眠期的大脑会自动地、不停歇地建立各种看似不明显也不直观的联结。

> 快速眼动睡眠滋养着我们的创造力，让我们获得有助于解决问题的新见解。

第十二章　猴子看，猴子做

镜像神经元

我们在猴子和其他高级灵长类动物身上发现了一件奇怪的事儿。当猴子做出某些动作时，它们的大脑前运动区（也被称为F5）会被激活。不过，当猴子看到另一只动物做同样的动作时，也一样会激活这个区域。观察者的大脑活动与它自己实际执行被观察者所做动作时的大脑活动是一样的。

> 当我们的身体做出动作时，镜像神经元会被激活；当我们看见别人做同样的动作时，镜像神经元也会被激活。做和看是一体的。

无论你自己举起手指还是你看到别人举起手指时，经典的"镜像系统"都会发射信号。然而，我们不想迫于神经系统的冲动而去模仿周围每个人的手势和动作。抑制性的"超级镜像系统"会在我们观察他人时阻止我们做出模仿行为。但是一旦我们启动了自身的随意运动，"超级镜像系统"就不活跃了。

镜像神经元存在于整个大脑中，它以多种方式发挥着作用。

有些镜像神经元只针对特定的手势或动作发射信号。有些神经元则在观看别人做动作的视频时发射信号，还有一些神经元只对周围的活物有反应。有些神经元只对难以觉察的隐蔽动作有反应——这种神经元的反应就仿佛它们能脑补正在发生的事情一样。某些特定的镜像神经元能被训练得只对特定的目标或奖励产生反应。例如，某种专门的镜像神经元只有在你吃东西时才会被激活，在你把食物从一个地方移动到另一个地方时则不会被激活。

模仿

爬行动物的世界相当简单。当蜥蜴遇到另一种动物时，它必须判断对方是食物，是威胁，还是潜在的配偶。但是，哺乳动物则要做出更精细的辨认，以便进行合作。

许多动物有其复杂的声音和语言。不过，声音和语言通常只服务于最基本的目的，比如吸引配偶或恐吓潜在的威胁。哺乳动物则要复杂得多。它们先要辨认出群体中的特定个体，还要知道对方在社会中处于什么阶级。它们需要利用这些信息在不断变化的联盟关系中寻找方向。

如果哺乳动物不会使用复杂的语言，它们该如何合作？

肢体语言起到了关键性的作用。哺乳动物能够察觉到面部表情和身体姿势的细微变化。这是一个信息宝库。即便对于现代人类来说，在交流过程中我们的语言也只起到很小的一部分作用，我们的语气反而传递了更多的信息，不过大部分的信息还是通过肢体语言被表达出来的。

最远古的现代人出现在至少 20 万年之前。然而，文化的出现，如艺术、宗教、语言和复杂工具的诞生，发生于大约 5 万年前。在这段时间里，我们人类是通过模仿不断进步的。在修建住所、制造工具和狩猎技巧方面取得的微小进步，可以通过模仿在人们之间互相传播。伴随着相互的模仿，改良和进步代代相传。正是这个习得文化的良性循环让我们一步步发展到了今天。

虽然人类的婴幼儿在很长一段时间里都处于生活不能自理的状态，但是未曾想这竟然也能带来进化的优势。对父母来说，婴儿似乎无时无刻不在拉屎、哭闹、吃奶。实际上婴儿也在敏锐地观察着周围的成年人并内在地模仿着成年人。由于婴儿能够从周围学到很多东西，所以说观察为他们此后的生活带来了巨大的优势。

了解别人的想法

模仿是进入别人大脑的通道。想要理解别人的感受，我们不一定非得靠想象。通过模仿他人的行为，我们可以直接在自己的大脑中复现对方的精神状态。我们一直具备这种读心术般的惊人能力，即使我们并没有刻意地想要揣摩他人的思维过程，也一样能够读懂对方。

> 镜像系统会自动处理视觉信息并模拟他人的动作。

但是，仅仅观察动作还不足够。我们必须模拟出另一个人的脑海中正在发生的事情，才能理解我们所观察到的行为并为其赋予意义。

孩子在成长过程中会逐渐意识到别人的行为之所以与自己不同，是出于别人自身的原因，也因为别人有其看待生活的视角。这一认知的发展非常重要，它被心理学家称为"心理理论"。换句话说，"心理理论"意味着我们最终明白自己需要建立一个模型才能了解别人的想法。只要我们构建出这个模型，我们就可以利用它来指导我们的社交活动。

> 理解别人的想法和动机的过程被称为"心智化"（mentalizing）。它需要我们根据自己对他人的理解来模拟对方的反应。

身为哺乳动物，我们必须能在群体中有效地发挥作用。想要生存，预测身边人的想法是一种至关重要的能力。如果我们想要采取一系列行动，我们必须能够预测别人对此会产生什么反应。由于大部分反应不是自动反应，所以想要进行预测并不是一件易事。

在公司活动中从老板手里抢走食物，老板会有什么反应？满脸堆笑地从好朋友的盘子里抢吃的，会引起朋友什么反应？两种反应肯定是不一样的。我们得学会根据所处的环境和所牵涉的对象来预测行为可能会产生的连锁反应。

> 想象特定对象的反应，能够增加我们获得社会回报的机会，而且能减少社会痛苦。

心智化不仅对近在眼前的事情起作用，还可以被用来预测未来充满变数的社会同盟关系。

社交思维和心智化是一种重要的能力，在大脑中有专门对这种能力负责的系统。在我们执行心智化过程的时候，大脑中的一些其他系统——包括流体智力、非社会推理和工作记忆——的活跃度都会降低。如果我们被打扰或者专注于别的有意推理任务，心智化过程可能会跑偏或停滞——这与对躯体动作的单纯模仿不同。

> 我们能够思考社会关系，也能够思考抽象概念，但是无法同时进行这两种思考。

社会思考是我们要有意识去执行的动作，但还不仅于此。它占据了我们所有的空闲时间——无论是醒着还是睡着。大脑没有进行有意识思考的时候，并不意味着大脑进入了休眠状态，而是进入了对社交场景的模拟状态——大脑要争取在未来与他人的互动中获得生存优势。当我们在快速眼动睡眠中做梦时，也会激活大脑中类似的区域。

我们大脑的默认设置是自动启动社会思维——让我们能够从别人的角度来看世界。

同理心和共情

对他人的行为进行精准的建模和预测是一件非常困难的事儿。而我们的大脑对能量的使用又非常吝啬，所以它通常会选择走捷径。我们倾向于按照自己的方式去想象别人——认为别人会像我们一样行动，像我们一样思考，和我们做同样的事情，因此我们所奉行的金科玉律就是——推己及人。

我们需要运用"心理理论"才能突破这种限制。我们必须要明白别人的所思所想与我们的愿望和目标是不同的。

需要经过三个步骤才能产生同理心：

- 读心——进行模仿和心智化，从而理解别人在想什么。

- 情感匹配——将你自己的内在精神状态和外在动作姿势与对方同步。

- 共情动机——想要无私地主动帮助别人。

上述链条中的任意一个环节被破坏，同理心行为都不会发生。

例如，当我们观察别人的面部表情时，我们自己的脸会立刻以一种难以觉察的方式形成相似的表情。但是，如果一个人无法模仿表情，那么他就无法很好地理解他人的情绪。无论是由于中风，还是由于注射肉毒杆菌而麻痹了面部神经，都会影响对他人情绪的理解。

在情绪匹配的过程中，我们可能会激活位于前岛叶和背侧前扣带皮层的痛苦悲伤网络，甚至当我们读到发生在别人身上的痛苦事件时，也会激活上述脑区。

> 当我们看到亲朋好友处于痛苦之中时，我们也会切身体会到那种痛苦。

即使我们感受到了他人的痛苦，由此引发的反应也不一定是意欲帮助他人的动力。当坏事发生在好人或无助的人身上时，大多数人都会感同身受。

然而，如果我们认为这个人做了错事，那我们的反应也可能会随之变化，甚至旁观者的性别也会使相应的反应出现差异。在一项社会实验中，可能会对作弊者施以轻微的电击以示惩罚。如果是女性观察者看到这一幕，即便是对作弊者，女性仍然会报以同情。而男性不但同情反应较弱，而且他们的奖赏中枢甚至会被惩罚他人的行为所激活。他们明显会因别人受到惩罚感到高兴。身为规范和准则的"执法者"会让我们感到快乐，在后面关于文化的章节中我们还会对这一话题展开讨论。

在情感匹配的过程中，也有可能非但没有产生想要帮助他人的欲望，反而引发了逃避行为。我们一旦进入了别人的情绪，就可能会觉得特别不舒服，想要尽快摆脱这种状态。正如我之前提到的，如果隔区受损，那么隔区将无法从大脑其他区域接收经过整合的信息，更没有办法将这些信息转化为有用的行动。

第三部分
笨重的大脑袋

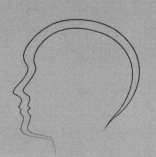

第十三章　出身卑微

咱们厉不厉害

地球上生活着数十亿人，我们可以与地球上任何角落的人即时交流。我们以坐在客厅躺椅上的姿势，就能以每小时数百英里的速度飞过天空。我们可以让宇宙飞船挣脱引力离开地球，并穿越数百亿英里——突破太阳系的外围。我们也只需按下一个按钮，就能让数百万人的生命在核爆中灰飞烟灭。

我们必须成为时间和空间的主宰才能守护我们在宇宙中独一无二的地位，同时还要统治地球上所有的其他生命！我们以完美的姿态突如其来地出现在地球上，前无古人后无来者，我们比周遭的所有生物都更优质！

醒醒吧，是时候认清现实了……

古人类行动迟缓、身体虚弱、容易疲劳，属于低效的捕食者。视力低下、反应迟缓、嗅觉不灵敏的古人类几乎不具备防御能力，这在夜晚尤为突出。虽然古人类属杂食性动物，但是绝对不敢说我们的远祖处于食物链的顶端。古人类祖先在非洲平原上四处游荡了 200 多万年，对顶级掠食者的恐惧从未消散。

他们吃各种植物，也会从地里刨幼虫和昆虫吃，偶尔还会围捕小动物或小鸟。但是他们很少捕猎大型动物，即使他们真的弄到了大型动物，也大概率是其他捕食者捕猎后留下的腐肉残骸。

是的，更大的脑袋的确有点儿帮助。但是，并没有带来决定性的优势。

> 早期人类在世界舞台上只能算是边缘玩家——早期人类在很长一段时间里都生活在更为高效的动物生态系统的边缘。

我们的祖先经历了长期的奋斗才逐渐取得了胜利。上古的环境所造成的影响至今依然反映在我们的身上。我们喜欢的景观都具备以下特点，既能提供便于察觉危险的良好视野，又能提供可以用来躲避危险的避难场所。在景观艺术中，我们会被什么吸引呢？保护（可攀爬的树木）、淡水（溪流或湖畔）和食物（各种林间空地带来的生物多样性）会吸引我们。似乎连我们的审美和对美的偏好都更青睐有利于生存的环境。

我们需要接触自然，这样才能保持平衡，过上健康的生活。城市环境会给我们带来很多压力。自然缺失症（nature-deficit disorder）⊖已经被纳入医学疾病体系。研究表明，每天只需要在自然环境中待 20~30 分钟，就会显著降低皮质醇水平。

⊖ 自然缺失症是由美国作家理查德·洛夫提出的一种现象，它是指现代城市儿童乃至成人由于长时间与大自然完全割裂，从而产生孤独、焦躁、易怒的情绪反应。——译者注

城市社区的步行难易度与社区居民的平均体重高度相关。研究表明，当我们有机会接近自然（包括在城市中的公园）时，我们在认知任务中的表现会更好。最重要的是，与我们的进化历程中所处环境相似度高的环境，对于我们的身心来说相对更健康。

其他古老的人类

如果你认为现代人是人类这个物种在进化树上可衍生出的唯一分支，那就大错特错了。进化的实验从未停止，它到处下注。至少有三种人类支系在不同时期走出非洲，它们的年代甚至存在交叠。

我们共同的祖先海德堡人在 60 万到 50 万年前走出了非洲，其中一个种群扩散到欧洲和西亚，成了我们所熟知的尼安德特人，另一个群体则向东进入亚洲和太平洋，成了著名的丹尼索瓦人。

而一些留在非洲的人类群体，在 25 万年前成了我们的直系祖先智人。大约 7 万年前，智人中的一部分向欧亚大陆进发，并且遇到了他们的古老表亲。大约 5 万年前，智人、尼安德特人和丹尼索瓦人有时会在同一片栖息地生活。它们或许将会分化成不同的物种。

到 3 万年前，留在世界上的只剩智人。那么，尼安德特人和丹尼索瓦人呢？

基因能够帮我们了解这个完整的故事。欧洲人和中东人有1%~4%的人类DNA来自尼安德特人，这是他们所特有的。与此同时，太平洋岛民有多达6%的DNA来自丹尼索瓦人，一些澳大利亚土著居民也是如此。

没有任何证据显示东非的原始族群拥有尼安德特人或丹尼索瓦人的DNA。古人类探险家们没有向非洲回迁。智人散播到全球各地。他们在不同时间和不同地点，遇到了我们更古老的表亲。这些表亲要么被杀死了，要么在竞争中被淘汰了，要么在杂交中灭绝了。

> 智人走出非洲的同时，更古老的人类种群也向欧亚大陆和太平洋的其他地区扩散，它们之间存在交叠，最终被智人"收编"。

大脑的能耗

像狐猴这样的灵长类动物是我们在6500万年前的祖先。大约2500万年前，猿类从猴子中分化出来。800万到600万年前，又依次分化出猩猩、大猩猩、黑猩猩、倭黑猩猩，然后是人类。

> 我们与其他类人猿的区别在于，我们拥有直立行走的能力和更大的大脑。

有些人难免会认为我们目前在地球上所拥有的主导地位与上述两项区别有关。事实上，上述每一项进化都伴随着巨大的代价。

直立行走解放了我们的双手，让我们能拿东西、做工艺品、使用工具。但是这也使我们变得更弱、更慢，因为我们只能用四肢中的两肢来移动。直立行走也对我们的膝盖、臀部和脊柱造成压力，因为承重更多地集中在这些地方。从前强壮的肩膀也萎缩成了一个较弱的区域。于是，为了凭借单一支点撑起一个更大的脑袋，我们的颈部承受了更大的压力。直立行走的传奇历程让我们拥有了易受损的膝盖、易疼痛的背部和颈部以及容易受伤的肩膀。

更大的大脑使我们能够从环境中学习。为了维持更大规模的部落群体合作关系，我们需要管理更复杂的关系，更大的大脑也为此提供了保障。但是为了实现这些目的，大脑也需要承担相应的代价——消耗大量的能量。

> 现代人类的大脑需要大量的能量才能运转。

我们的大脑只占身体重量的 2%~3%，但是需要消耗 25%~35%的静息能量来运转。类人猿的大脑平均只需要消耗 8%的能量，与此相比，人类大脑的耗能实在惊人。

所有生物都需要在各种相互竞争的需求之间进行平衡，那么早期人类是如何补偿大脑对能量的巨大需求的呢？如前所述，一种适应方式是：让身体变更弱，从而降低维护身体所需的能量需求。另一种适应方式是：花更少的时间寻找食物和进食。

> 火的驯服引发了一连串的连锁反应，让我们的大脑变得更大、更强。

早在30多万年前，我们的直系祖先直立人和尼安德特人就已经学会在日常生活中使用火了。

> 对火的掌控所带来的最重要的影响就让是我们能够烹饪食物。

烹饪食物能为人类带来几项重要的好处：

- 杀死危险的细菌和寄生虫——降低患病和死亡的风险。
- 扩大可食用的食物范围——一些较晚出现的主食，如小麦和大米，以及土豆等块茎类作物，在烹饪方法面世之前是无法被食用的。
- 使咀嚼和消化食物的速度加快——黑猩猩每天花在咀嚼未加工食物上的时间加起来长达5个小时，相比之下，人类每天只需要1个小时的进食时间。
- 能够快速消化食物——消化系统从食物中吸收和释放全部能量所需的时间更短。

一场进化的军备竞赛拉开了序幕。

煮熟的食物使肠道缩短，消化系统更高效。由于我们的牙齿不再需要做那么多咀嚼工作，我们的下颚也随之变小。这种进化一直持续到今天，每个拔过坏掉的智齿的人都在身体力行地践行着这种进化。

烹制食物带来了更高效的消化系统，而后者又直接导致大脑变得更大。

某次突如其来的灵光乍现之后，大脑解开了困扰自己的谜题。它想出了办法，让自己的后代变得更大、更强！

进化史上的眨眼之间，我们来到了 15 万年前。我们那些会使用火的东非祖先已经变得几乎和我们一模一样。由于拥有更小的下颚和巨大的大脑，他们迅速跃至食物链的顶端，世界从此变得不同。

第十四章 巨　　婴

巨大的大脑需要巨大的颅骨。

大脑袋婴儿的分娩又带来了一系列问题：

- 分娩给产妇造成危险。
- 婴儿的适应能力低下。
- 无助期和不成熟期进一步拉长。
- 对每个孩子的投入随之增加。

致命的大脑袋

我听很多女性讲述过她们因胎儿过大而在阴道分娩过程中所承受的巨大痛苦。多亏了现代医学的帮助，母亲在分娩时因难产而死亡的风险已被大大降低。但是在遥远的过去，就没这么走运了。女性在分娩过程中死亡可谓屡见不鲜。子宫的宫颈口完全张开的大小是 10 厘米！想象一下，经过数小时甚至数天的努力，要从 10 厘米的宫颈口中挤出一个椰子大小的脑袋——这可以称得上是真正的英雄壮举……

解决这个问题的方法之一是在分娩后忘记分娩的痛苦，这样你才会愿意再次经历这个过程。人体的大麻素受体高效地加入了女性的生殖系统。尽管它们并不能钝化疼痛的感受，但是它们的确能够帮助人们忘却痛苦。在分娩过程中，花生四烯酸乙醇胺（一种内源性大麻素）的分泌水平增长到原来的四倍，它甚至能够助力宫缩。

婴儿不仅要通过子宫和产道，还要通过骨盆带区域的骨头。女性的臀部相对较宽。男人们会自动搜寻那些"能生育的臀部"。在所有文化中，接近 0.7 的腰臀比被普遍认为是最有吸引力的。只需一瞥，男人就能挑出能够成功诞下子嗣的伴侣。但是有一些实际的因素限制了臀部宽度的发展。与其他灵长类动物不同，人类女性的骨盆相对较厚，这样才能承受直立行走的重量。而这又使得骨盆带变窄。

> 婴儿体型过大会导致在分娩过程中的死亡率更高，于是自然选择使得早产的女性更容易幸存。

早产的婴儿的头部相对而言还算小且灵活，因此成功分娩的概率更大。如果妇女在分娩中存活的概率较大，那么她生更多孩子的机会也更大。

另类的婴儿

为了与这个巨大的脑袋共存，人类幼崽进化出了一些奇怪的适应性特征。

● 多块颅骨——新生儿具有灵活的颅骨结构，由软组织联结相互分离的颅骨板块。许多婴儿的头顶有一大片柔软区域（囟门），囟门完全闭合最长需要花费 18 个月的时间。这样的结构使得婴儿的头部在通过产道时更容易被挤压，而且在出生后至头骨合拢之前的这段时间内，囟门为大脑提供了快速生长的空间。

● 早产——有时，我们会把分娩后的头三个月称为"第四妊娠期"。在此期间，婴儿通常仍然遵循子宫中的作息时间，这种作息时间与昼夜节律是相反的。婴儿喜欢被紧紧地裹在襁褓里的感觉，因为这很像他所熟悉的紧绷的子宫里的环境。在这一阶段，大脑和重要的身体系统仍然非常不发达。

● 大脑快速生长——黑猩猩是与我们最接近的类人猿近亲，它们出生时的大脑是成年后大脑尺寸的一半，而人类婴儿的大脑则只有成人大脑的四分之一。大脑会在 5 岁之前快速发育，然后以一种相对克制的方式继续发育，直到 20 岁出头。人类大脑的大部分发育都是在子宫之外进行的。从个体维度上讲，这让每个个体能够更好地适应环境。

无助的学习者

一只小长颈鹿从两米高的高处降生到了地上……

它可以在半小时之内站立起来，再过上半个小时，它就能开始行走。

长颈鹿是早熟哺乳动物的完美案例。相对而言，这类动物在出生时算得上是"自给自足"。黑猩猩宝宝可以在一天之内攀附在妈妈身上——这与手无缚鸡之力的人类宝宝形成了鲜明的对比。人是典型的晚熟动物。我们人类宝宝出生时自己连动都动不了，在出生后很长一段时间内都需要加倍呵护。

> 人类幼崽要常年依赖成人来获得食物、抚慰、保护和社会教育。

照顾孩子的不仅仅是母亲，而是需要整个群体的积极参与。正如我们之前所探讨的，对于哺乳动物来说孤立等于死亡。对人类婴儿来说尤其如此。体内的各种化学物质会促进母子之间的依恋关系，强化孩子与部落成员之间的牢固联系。正是这些关系确保孩子能够得到照顾和养育。

这样做的好处是巨大的。

> 人类幼崽受教育和社会化的程度远胜于任何其他物种的幼崽。

虽然说孩子也并不完全是一张白纸，但是周围的环境和社会力量仍然会对他们进行彻底的塑造。

第十五章　性感的猿猴

我们滥情吗？

有些人想用愚蠢的情歌塞满整个世界，而且他们已经做到了。纵观各个时期、跨越各种文化，超过90%的歌曲都与求爱或恋爱有关。爱情主题会占据如此核心的位置并不令人意外，因为繁衍是所有生命的第一要义。对于像人类这样高度社会化的物种，恋爱和爱欲毫无疑问会占据我们大量时间和精力。

但是，"白头偕老"的伴侣关系是感情关系的自然状态吗？它是令人向往的吗？我们相遇、相爱，然后就会从此携手过上幸福的生活吗？让我们剥去文化和宗教信仰的层层外衣，潜入深层的生物学本质去寻找答案的线索。

在哺乳动物中，只有3%~5%的物种是一夫一妻制。最近的研究表明，当雄性无法掌控同物种的雌性时，他们才会接受一夫一妻制。还有一种一夫一妻制的情况就是，雄性很难接触到雌性。这可能是由于种群密度低或者生活范围过大导致的。在这种情况下，单身汉们会将大量的赌注压在某一位雌性身上，以期她能够生育自己的后代。与之相反，超过90%的哺乳动物是很滥情的。雄性和雌性都可以拥有多个性伴侣——有时甚至在同一天内就可以更换不同的性伴侣。

我们的各种类人猿表亲们所展现的交配策略各不相同。红毛猩猩是一种独居物种，它们为了交配偶尔会聚在一起，但是它们不会形成长期的关系，而且母亲是独自抚养孩子的。而大猩猩群体则由一只雄性主导。这只"银背"大猩猩[⊖]拥有与"后宫"中成熟雌性交配的专权。大猩猩并不会为了交配而与其他雄性产生真正的竞争，所以它的睾丸很小，而且藏在身体里以加强保护。

黑猩猩的生活群体中有多个雄性和多个雌性，并且它们是滥交的。基因测试表明，一半的黑猩猩宝宝并不是由它们的生父抚养长大的。雄性黑猩猩不会放过任何交配的机会。倭黑猩猩极为滥情。它们把性交作为巩固社会联盟的一种方式，同时用性行为来替代攻击行为。黑猩猩和倭黑猩猩的睾丸都相对较大，而且是暴露在外的，它们在交配方面都是机会主义者。

> 人类的睾丸也是下沉到体外的。但是与我们的近亲黑猩猩和倭黑猩猩相比，人类的睾丸要小得多——这说明人类的滥交程度相对较低。

研究表明，每天射精两次以上会显著降低男性的精子数量。对人类来说"妻妾成群"并不是常态，它往往是位高权重的结

⊖ 年长的雄性大猩猩的背毛毛色变为银灰色，因此它们也被称为"银背"，这里引用该特征特指群体中的雄性。——译者注

果。某些个别的个体拥有大量资源才会形成妻妾成群的局面。对于人类来说拥有"后宫"只是个例，而对于大猩猩来说，"后宫"是标配，这是物种之间的差异。

> 人类基本倾向于连贯性的一夫一妻制。

长期的一夫一妻制才能够帮助人类婴儿/儿童度过漫长的无助期。母亲、父亲和周围的亲戚必须为孩子提供坚持不懈的、任劳任怨的照顾。在孩子能够独立生活之前，母亲和父亲之间牢固的夫妻关系是必不可少的。终身一夫一妻制并不是我们的天命，但是我们确实会为了养育孩子而投入多年时间来建立牢固的伴侣关系。

就父亲而言，在承担照顾孩子的责任之前，他需要确信孩子是自己的。大多数情况下，父亲们的需求是有保障的。有历史证据表明，父亲抚养非亲生孩子的情况的发生率恒定在1%左右。一种有利的适应性特质被进化出来——婴儿在出生时看起来更像父亲。如果孩子与父亲的外表相似度更高，那么父亲及其所有亲戚就更有可能接受这个孩子。到两岁时，这种效应就消失了，孩子长得像父母中的任何一方的可能性变得均等。

当男人选择性伴侣时，还出现了另一种选长期伴侣的标准。衡量女性之美的普遍标准之一是面部匀称——这意味着良好的基因。孩子般的面庞——较宽的脸和更大的眼睛——也倍受青睐。这些具有童真的特征是青春和活力的标志。这对共同抚养多个孩子来说非常重要。

人类乳房能够从另一个角度帮助我们理解长期一夫一妻制。人类女性是唯一拥有永久乳房的雌性哺乳动物。其他哺乳动物只在哺育幼崽期间才有明显的乳房。人类女性在性成熟之前乳房就已经发育，并在绝经后很长时间内被保留着。大多数时间里，为了保持乳房的形状，其内部充满了脂肪，而不是母乳喂养所必需的乳汁。

乳房在功能上是多余的。但是女性的乳房是一种性信号发射器。由于人类开始直立行走，阴道也随之向身体的前部移动。逐渐难以通过深蹲的姿势从后方暴露出性器官。双乳取而代之，出现在能被看见的身体正面。女性是否性成熟一目了然。这种变化也强化了一对一的情侣关系。性交变成了更"人性化"的面对面方式。

然而，连贯性的一夫一妻制的观点还是过于简单。

狩猎， 采集， 还有性

让我们回首过去，以便更好地理解祖先们在农耕时代到来之前，是在什么情况下发展出性行为的。数百万年来，我们的环境就是这样。先把复杂到令人眼花缭乱的现代世界放在一边，让我们回到辽阔的非洲平原，看看我们的性行为是如何发生发展的。

几十人组成的小部落四处游荡，偶尔才能看到其他人类。他们没有固定的定居点，所以这些小部落一直在迁徙。生活方式必须适应这种迁徙的需求。一切都必须易于携带。除了婴儿以外，只能带上最重要的物品，并且在需要时这些东西是所有部落成员所共享的。私有财产尚不是一个重要的概念。为了确保群体能够活下来，那些不能做出贡献或体力跟不上的老年人通常会被抛弃。

其实采集远多于狩猎。寻找食物占据了大部分时间。积极的生活方式，强大的社会联系，以及丰富多样的食物能让我们过上相对长寿和健康的生活。当然前提条件是，你得能逃出难产死亡和童年早夭两大陷阱，幸存下来。事故、受伤、遭遇猛兽、感染是造成成人死亡的主要原因。那时候还没有什么可量化的外在财富或财产。牢固的友谊、稳定的联盟和难忘的社会互动就是成功的要素。

由于部落规模较小，并不需要专横的独裁者来统治社会阶层。所有团队成员的合作才是团队生存的必要条件。正因为如此，男性和女性的社会地位比较平等。男女双方都可以随意选择性伴侣。在规模较小的群体中，适合自己的伴侣并不算多。为了避免近亲繁殖，保持遗传的多样性是很重要的。有证据表明，人类仅凭气味就能辨认出基因不同的伴侣，并且认为这样的伴侣更有吸引力。

> 父亲身份的不确定性是人类进化的一个核心特征。

母亲刻意制造的父亲身份的不确定性能确保在抚养过程中有

多个男性会对她的孩子给予父亲般的照顾和关爱。既然不能确切地知道到底哪些孩子是自己的，那么每个男性都会对更多的孩子表现出更广泛、更平等的关心。这个小团体有着很强的亲缘关系，不过父子关系通常很模糊。一个男人与另一个男人的关系是不规则的、不确定的，可能是兄弟、表亲、父子、叔侄。无论如何，他们很可能是近亲。

进化并不会特意关注你这个个体。进化不是在个体水平上运作的机制。人们来了又走，生死轮回，但是我们的基因非常稳定，能够不断繁衍。

确保自己的基因能够存续的最直接方式就是生孩子。另一种方法是帮助与你拥有相同基因的亲戚生存下去。在每个部落群体中，亲属之间往往都有着密切的关系。

我们会不遗余力地帮助那些与我们关系最亲密的人。父亲身份的不确定性在此扮演了另一个关键角色。我们能够确定母亲的身份以及整个母系血统，因为我们能够亲眼见证究竟是谁怀了孩子，谁生了孩子。如果我们想要从祖父母那里得到帮助，就会发现一条显而易见的规律。外祖母（妈妈的妈妈）提供了最大的支持。祖父（爸爸的爸爸）奉献的最少。因为祖父的不确定性是双倍的——他的儿子是不是自己亲生的，以及孙子又是不是儿子亲生的。外祖父（妈妈的爸爸）和祖母（爸爸的妈妈）处于两个极端之间，这也是意料之中的。

高风险性行为

从我们基因的角度来看，所有的性行为都是高风险的。生命要得以延续，有两件事是必须发生的：一是有机体必须成熟，二是必须进行自我繁殖。这是最基本和最强大的原始要务。

> 所有有性繁殖的物种在交配前都会进行某种预先选择。

他们想要确保只有最健康的人才有机会把自己的基因延续下去。某些预先选择相对来说比较温和——比如鸟类在求偶时会唱歌。另外一些预先选择则涉及多个追求者之间的直接竞争。还有一些预先选择甚至会让雄性为换取交配的机会而付出生命的代价，幸存者才有机会将自己的基因传给下一代。

在如此危险的情况下，强大的爬行脑系统坐镇指挥。交配的机会是非常宝贵的，所有的努力都要以此为目的——交配的目标压倒了其他的生存目标。

> 当男性处于性唤起状态时，他们会变得更冲动，会参与高风险的行动，会关注短期回报。

漂亮女人的出现会削弱男性自我控制或延迟满足的能力。即使只是看到漂亮的异性的照片也会让男人动心。对于环境中所有不能帮助自己实现交配目标的东西，男人们都会视而不见。一旦性欲被唤起，男性原本对无保护措施的性行为所持的态度很可能会改变，他们也更有可能做出过激的行为。

男人远比女人更容易想到性。他们幻想有多个性伴侣的可能性更大。他们也更专注于视觉，同时情感和触觉维度会被减弱。男人总想以更快更直接的方式"得手"，从而将自己的繁殖机会牢牢锁定。

性的不对称性

人类是雌雄异态的物种。男性和女性在身体、认知、情绪和行为方面存在显著差异。两性都想让对方记住自己，让自己在交配市场上更有吸引力，不过他们采取的方式不同。他们都不惜为此采取极端方式——甚至不惜冒着伤害自己的风险。

男性和女性吸引异性的策略是不同的。男人会提高自身的社会地位，而女人则会提高自身的外表上的吸引力。

男性和女性在寻找伴侣方面也是存在共性的。智慧和善良是两性都会关注的特点。但是由于男性和女性对彼此的期望和需求各不相同，他们所看重的其他的伴侣应具备的重要特质则存在天壤之别。这种根本的不对称性的原因在于，作为潜在的父母，男女双方对孩子的投资各不相同。

在极端的情况下，从本质上讲，男性产生精子的能力是上不封顶的。所以，他的目标就是试图和尽可能多的女性交配。如果孩子的妈妈拥有一个强大的社会群体为自己提供支持，那么男人甚至有可能会完全无视照顾孩子的义务。有了集体的共同关爱，孩子就能够活下来，甚至能茁壮成长。

从生物学的角度来说，女人的赌注则要大得多。她必须怀胎十月直到分娩，还要避免在分娩过程中死亡。在这之后，她还必须要满足无助的婴儿的一切需要，包括抱抱和喂奶，而且经年累月不能停歇。正因如此，父母通常会在女儿进入性成熟期时保持高度警惕，以保护女儿不要无端付出如此高昂的代价。

男人的信号

保护孩子的能力以及为孩子获取长远利益的能力是男性成为女性心之所向的品质。

> 地位高的男性能够吸引异性，女性也会被有可能获得高地位的"潜力股"男性所吸引。

男人会根据当前的社会地位，使用恰当的策略来证明自己的可取之处。

> 一个地位较高的男人会展示他现有的地位。

如果某人已经坐拥社会支配地位和重要的资源，他就会炫耀这些优势。

- 与地位相匹配的着装。

- 豪华的住所和大量的财产。

- 来自他人的社会尊重。

- 奢侈的求爱礼物——一枚昂贵的订婚戒指展示

了追求者对经济痛苦的容忍力。

> 地位较低的人会突出他在未来获得地位的能力。

如果你不是一名身居高位的男性，你必须表现出愿意不惜一切代价来提高社会地位的意愿和决心。你必须进行具体的展示（通常是有女性在场时），才能让一个潜在的伴侣愿意在你身上押这么高的赌注。

- 热爱运动，愿意承受身体上的风险——如极限运动和痛苦的成人仪式。

- 具有英雄气概的工作——士兵、消防员、警察、救生员。

- 能够承担金融上的风险——高风险的投资，短期交易。

- 身体上的支配性和攻击性——愿意战斗、征服甚至侵害他人。

女性在年轻时往往难以抗拒这种"坏男人"的类型。但是，一旦女性发现通往高地位的理想路径看上去不太可能实现，女人们就会放弃这样的男人。

女性的信号

为了吸引最佳伴侣，女人之间的竞争也毫不逊色。只不过她们的武器和男人们有所不同。

> 男性会被女性的外在美所吸引——外在美被视为年轻和生育能力的标志。

苗条而又凹凸有致。我们已经说过男性喜欢丰满的乳房和能生育的臀部。经典的"沙漏型身材"之所以如此难以抗拒，并非来源于常变常新的文化规范所引领的审美标准，而是源自男人内心深处原始的呼唤——这种身材暗示着对方是能够传承自己基因的最佳伴侣。普天之下，古往今来，各种文化中最具有吸引力的腰臀比都在 0.68 到 0.72 之间，上下浮动范围很小。你可能忍不住要说这只是我们文化中的某种对视觉审美的物化标准，请先别急着争论，要知道即使是先天失明的男性也有着同样的偏好，并且他们能够通过触觉挑出最佳的腰臀比。对这种身材的偏好是一种非常原始的东西。

> "沙漏型身材"是被普遍渴望的身材，女性会通过改变自己的外表来追求这种身材。

先天不具备这种黄金比例的女性会掩饰自己的弱点，或者用各种方式来弥补。如果你的臀部比较窄，你可以穿百褶裙，让自己显得更丰满。穿高跟鞋时，臀部会上翘，这样看起来更突出，更性感。高跟鞋也会让双腿看起来更长。腿比平均水平长 5% 更容易得到伴侣的青睐，不分男女都是如此。腰比较粗的女性就更痛苦一些了，她们可能会用紧身胸衣紧紧地勒出曲线。而平胸则通过隆胸手术来改善。

除了身体，令男性觉得美的基因健康标志还存在于面庞上。

> 如孩子般的匀称特征和性唤起的迹象令女性的面庞对男性更具吸引力。

面部对称是一个明显的特征。如果遗传过程几乎没有出错，结果将呈现更对称的特征。更宽更突出的颧骨和孩子气的大眼睛是年轻的标志。年轻意味着女性在分娩过程中存活下来的概率更大，后续也有更强的活力去照顾孩子。年轻女性还可能生育更多孩子。

性唤起的迹象，包括丰满的嘴唇和放大的瞳孔，也会让女人充满魅力，这种影响甚至是人们意识不到的。这就是为什么许多俱乐部和酒吧都特别昏暗——昏暗的光线会导致瞳孔放大。

对于女性来说，打造更年轻、更动人的面部形象的方法多种多样，甚至可谓轻车熟路：

- 染发（掩盖白发）。

- 注射肉毒杆菌（减少皱纹）。

- 激光嫩肤（使皮肤光滑丰满）。

- 注射胶原蛋白（丰盈嘴唇）。

- 面部提拉和眼部提拉（消除松弛和下垂的特征）。

女性还会进行各种各样的表层美颜程序：

- 明亮的口红（让人注意到自己的嘴巴）。

- 眼影和睫毛膏（使眼睛看起来更大）。

- 粉底（用来遮盖皱纹，让皮肤看起来更年轻）。

> 女人用服饰和各种各样的美化仪式来增强自身的吸引力。

爱情的生物学

性唤起和爱并不是一回事。的确有一些快感是两者共有的，但是它们彼此间有着重要的区别。

"坠入爱河"会激活各种感觉和行为：

- 强烈的快感。

- 痴迷。

- 抑制食欲。

- 激发性欲。

- 扭曲我们对对方的判断。

我们会夸大对方的优点，淡化对方的缺点。在恋爱关系中，我们更爱的是自己。每件事引发的情绪波动都更为剧烈——爽的更爽和丧的更丧。

大脑的一个关键区域会参与这一过程，它就是腹侧被盖区（VTA）。VTA 富含多巴胺受体，它也是大脑快感回路的一部分。坠入爱河能够引发令人愉悦的化学效应。

"情人眼里出西施"则是因为参与判断的前额叶皮层处于失活状态。强迫症患者的前额叶皮层也存在类似的失活状态。

> 爱欲的意乱情迷是一种由多巴胺导致的强烈的兴奋，对大多数人来说，这种兴奋会在 9~24 个月后消退。

之后，情侣关系变得更加平常——形成了新的常态。有一小部分人可以长期保持迷恋状态，但是这种情况相对少见。

性高潮也会产生强烈的多巴胺奖励，只不过非常短暂。在性高潮期间，大脑中负责社会推理和判断的中枢失活，使我们的躯体动作变得无法控制。我们在高潮体验的"余韵"中会释放催产素，促进亲密关系和强烈依恋的缔结。这是大自然对大脑的原有功能进行再利用的又一个生动案例，它将大脑的原有功能（建立母子关系纽带）用于服务另一个目的（建立夫妻关系的纽带）。

其他能够刺激快感回路的事件和物质能够使人成瘾，性高潮也是如此。性成瘾的过程与阿片类药物相同。首先是敏感度的降低，为了体验到同样的快感，你需要越来越频繁的性行为来获得满足。最终，性爱的快乐不再是与另一个人的某种颠鸾倒凤电光石火的结合，而变成了一种需要被频繁满足的强迫性需求。如果性成瘾者突然停止性行为，也同样会产生生理和心理上的戒断症状。如果对性快感的渴望依然没有消亡，那么这种人会一次又一次地回到强迫性的性行为中，这也是屡见不鲜的。

第十六章　让我给你讲个故事

语言的功能

人类能够征服世界的部分原因在于我们独有的语言能力。的确，其他物种也有复杂的发声系统，也有广泛的语汇体系。然而，这些体系主要服务于一些最基本的目的，如交配、显示统治地位、警告危险和安抚幼崽。

人类语言是一种强大而又灵活的工具，而且具有多种功能：

- 有了语言，人类不再需要通过梳毛来建立人际关系。
- 语言是一种低成本的练习社交技能的手段。
- 沟通事实型信息。
- 在混乱的现实之上赋予因果关系和意义。
- 和完全陌生的人进行复杂合作成了可能。
- 传播思想和价值观，从而通过文化来强化部落。

我们进化出这个新的大脑袋，是为了有足够的空间来理解社会群体的互动关系。其他哺乳动物主要通过梳理毛发和身体护理的仪式来维持和谐。而人类群体比较庞大，梳理毛发等招数就不好用了。据估计，如果人类要用梳毛的方式来维持人际关系，那么得把超过40%的醒着的时间用在互相梳理毛发上，才能获得同等的社会效益。

　　语言让我们能够用口头的方式互相"梳理"，而且需要的时间相对更少。偶尔说一句"我爱你"或"这份报告做得真棒！"，不需要投入大量的时间，就能收到同样的效果。我们把最初对母亲的依恋转移到了群体中更广泛的人群身上。他们的赞扬和口头认可会让我们感到安全和被关爱。

讲故事和读心术

　　讲故事是读心术的一种形式。我们在前面已经了解到，特定类型的镜像神经元让我们拥有了模仿他人行为的能力，而讲故事的意义更为深远。

> 　　当演讲者讲故事时，听众的大脑也会出现类似的激活模式——与演讲者同步并跟进。

　　使用同一种语言的人，讲故事和听故事的大脑模式是一致的：

- 听觉中心（言语的声音）。
- 早期语言中心（对词语的理解）。
- 语言中心（句子的句法）。
- 高阶处理（提取整个故事的意义）。

使用不同语言的人，在听到翻译过的故事时，大脑中会激活相同的意义。重要的不是语言的听觉表征，而是故事的内容。

不过，要特别提示一下，我们的信念体系会从根本上影响对故事的解读。

假设你在西班牙长大，你听到一位著名的斗牛士的故事，他熟练地用剑刺死了一头猛冲过来的公牛。对你来说，这个故事的意义可能在于斗牛士的勤学苦练、高超技能、个人勇气和所获殊荣。

而另一个国家的主张动物权利的活动家则会持不同看法。他会认为这个故事记录了对无助动物的肆意折磨和杀害。他或许还会对斗牛比赛的观众们产生鄙视之情，正是这些观众的观看使得这种残忍的行为得以延续。同样的事实和故事，却带来截然不同的结果。

> 对故事的理解需要文化背景的参与，如果文化背景不同，那么所提取的意义可能会大相径庭。

故事是虚构的还是真实的，这都不重要，故事的呈现形式也不重要。我们的远祖在摇曳的篝火旁入迷地听着故事。而我们也能够通过小说中的文字很好地理解故事，从而想象出故事中的人物及其经历，并形成强大的画面感。读一个故事与回忆或经历一件生动的事件何其相似。

我们的生活经历就像一部在时间轴上线性展开的三维电影。故事构成的是一个充分的框架，留下足够的空间让我们的大脑去填补空白。而叙事其实被当作一种二手的现实来利用。

当我们在电影屏幕上看到意想不到的危险时，尽管我们明知道这只是一种人造的视觉体验，我们仍然会禁不住叫出声来。三维游戏和虚拟现实之所以被设计出来，就是为了让我们去进行沉浸式探索，而我们也的确沉迷其中。

> 故事是进入我们大脑的一扇后门，它深刻地改变了人类对世界的体验。

故事影响着我们的信念，故事告诉我们事实，故事还能改变我们将来的行为，甚至改变我们的性格。在不知不觉间，故事潜移默化地塑造了我们的思想。故事越引人入胜，它对我们的影响就越大。有些人会被某一类特定的故事所吸引，那么此后他们的信念往往会朝着与故事一致的方向被塑造。

即便你不是政治宣传方面的专家，你也能明白为我们所消费的故事能够改变深层的价值观。故事能够轻而易举地绕过逻辑防御和意识防御，对被严防死守着的核心信念进行塑造。无论这些故事是我们主动选择的，是别人讲给我们的，还是我们出于无奈而被迫接受的，我们都无法逃避故事对我们造成的巨大影响。

在混乱中寻找秩序

我们并非只能从外界获取各种故事。大脑也会创造故事。寻找因果关系是我们与生俱来的本能——所谓因果关系指的是事件以可预见的方式相继发生。

> 大脑是一个意义工厂——我们想要解释世界的需求从不间断，我们想要构建可预测性的需求永不停歇。

每时每刻都有大量的信息不断涌入大脑。我们不可能对全部信息进行处理，但是我们又需要去理解关于世界的微妙规律。于是我们开始寻找因果解释。如果事件的确是互不关联的、随机发生的，那么这种喜欢找因果关系的本能可能会给我们带来麻烦。赌徒们错误地相信连赢的好运，这会掏光他们的口袋。他们试图在原本随机且独立的事件——比如连续掷骰子——之上强行加入一种秩序。

对社会事件的解释也是如此。阴谋论恰恰来源于我们内心深处的一种无法抑制的需求，即我们想要营造吸引眼球而又富有意义的叙事，尤其是当我们对自己所处的环境感到无能为力时，这种需求更强烈。

> 如果找不到有意义的规律，我们的大脑就会强加它自己创造出来的规律——哪怕这些臆想出来的规律是错的。

模拟社会经历

好莱坞构建起一个强大的故事产业。然而，最近交互式电子游戏在财务规模上已经超过了好莱坞。强大的虚拟现实提供了更具沉浸感的故事叙述。游戏对情节展开具有很强的掌控力，因此具有强大的冲击力。

模拟是人类生存的关键。我们已经在前面的章节了解到，镜像神经元使人们能够理解他人的行为和精神状态，而且能让人们对所做之事加以练习。同样，我们的噩梦给了我们一个在安全的环境中与威胁和危险交锋的机会。梦让我们在睡眠中做好充分准备，以备清醒时能够更好地应对类似的情况。

> 故事让我们有机会练习社交生活中所需要的关键技能。

绝大多数的故事都会涉及人或具有拟人特征的动物。许多故事让我们能够体验极端的情绪，却又不必亲身经历这样的事情。这类反复出现而又备受推崇的主题包括爱、关系、克服挑战、权力、征服和对死亡的恐惧。

> 在故事中，我们能够体验到强烈的情绪，却不必付出任何代价。

故事的表现形式千差万别，却都有着一个共同的基本结构。故事所讲述的无外乎是——我们想要得到什么东西，并且需要克服障碍来实现它。故事都有一套特定的推进模式——始于纷杂，经历危机，终于解决。无论叙事宏大还是精微，无论以何种方式讲述，每个故事里都有一个英雄，他面临某种麻烦，并努力克服了麻烦。

痴狂的爱情、悲凉的绝望、难掩的仇恨、杀红眼的愤怒——所有这些主题以及更广泛的主题都可以通过故事来实验。你可以是一个冷酷无情的杀手，一个病态的犯罪分子，一个面临恐怖抉择的好人，或者是一个愿意为集体的利益牺牲自己生命的英雄。

我们的内心渴望与远方的爱人团聚。当我们目睹强权对被征服者施以令人难以承受的酷刑时，内心的愤怒和厌恶顿时翻江倒海。在即将走上战场，为几乎无望的胜利拼死一搏时，我们的心意已决，但也免不了感到恐惧和焦虑，脉搏随之加快，冷汗浸湿了衣衫。

但到头来，我们仍然活着。

我们戳了戳篝火最后的余烬，合上书；或者走出电影院的黑暗，走进明亮的阳光里；总之我们都安然无恙。但是，我们被深深地感动了，甚至有可能被深刻地改变了。故事在我们的经验库中又添了一笔。在故事中我们有机会去演练，却不需要承担实际执行的风险。

> 即便知道故事是虚构的，也并不能阻止潜意识大脑把它当作真实的事件进行加工。

我们四处寻找故事，是因为本质上故事能带给人愉悦。不过故事的目的是为我们提供训练的机会，以此来磨炼我们的社交技能。无论是哪种技能，只要能进行真实演练，都有助于提高表现水平。对于人类的生存而言，没有什么事情比演练复杂的社会互动更为重要。通过故事来使我们的大脑重新连接，可以帮我们更熟练地处理生活中的社会问题。

流言、部落和文明

语言可以让我们在团队中高效地传播与人际关系有关的信息，由此我们可以确定谁是谁的朋友，谁是骗子，谁会被谁吸引。这让我们能够了解团队中不断变化的动态，并且追踪联盟关系和支配地位的变化。

流言的话题有着放之四海皆准的共性：

- 物质使用（滥用药物和酗酒行为）。
- 性行为（滥交、不忠、秘密的同性恋行为）。
- 违反举止规范（违反道德和犯罪的行为）。
- 无法控制的冲动（如赌博）。

通常，我们谈论的内容涉及朋友和关系亲密的人，这样做的好处是：让我们有机会分享可操作的信息，或者让我们能够准确地了解自己在当前群体中的处境。但是，现代社会中的大众传媒使我们有时会错误地把这种行为转移到名人身上。我们痴迷地谈论着关于名流的流言，就好像这些名流是我们中的一员。但是，谈论关于名流的流言并不能给我们带来好处。

> 许多人认为流言毫无用处，但流言却是能将小部落团结在一起的通用型黏合剂。

在人类部落中，首领能够赢得地位的原因不仅仅在于体力或武力。相反，决定其影响力的因素在于他们为维护社会关系、维持强大联盟所花费的时间和精力。语言使我们能够结成联盟，能够说服别人，能够让别人欠我们的人情终将有所回报，也能让我们在必要的时候请求别人施以援手。我们可以把语言视为一个人的知识水平的反映。

我们比其他哺乳动物更擅长通过这种亲密的交流来形成更大更有凝聚力的部落。据估计，我们的亲密群体大约可涵盖100～200人。从可操作的角度，这个量级几乎是我们能够直接地、入微地、亲密接触的人数上限。

然而，这些并没能解释人类是如何实现大规模合作的。是的，昆虫能够以数以百万计的规模进行合作，一些鸟类和其他动物也能进行大规模合作。但是它们之间相对同质，而且合作是由本能来自动引导的。在一个大任务中，它们没有专门的分工，也不需要完成复杂的个人任务。而人类则不同，即便是一个完全陌生的人，也可以参与到数十亿人的群体中去，并且可以灵活地共同构建行为。

通过传递共同的价值观和共同的思想理念，语言撑起了人类的大规模合作。

> 即便面对一个完全陌生的人，也可以通过语言来传递对共同想象的现实的理解。

想想宗教、金钱、民主或正义等概念。每当你听到这些词时，它们会立即引发一大堆相关的想法和潜在的价值。同样的文化结构存在于无数人的脑海中，这正是别人能够理解你的基础。

> 人类之所以能够进行大规模的合作，是因为人与人之间的交流存在着共同的虚拟想法和抽象概念。

说某个东西是创造性的发明或者说它是虚拟的，并不意味着它不够真实，它并不是谎言。只要有一群人，他们共同持有某些想法，那么这些想法就会对他们的行为施加强大的影响力。这种社会观念会被坚信并被贯彻。甚至可能导致大规模的个体牺牲或群体牺牲——包括自愿死亡。

> 在任何大规模集体行为的背后，起到支撑作用的都是相同的神话或故事，这些神话或故事强化了群体的价值观。

神话不一定都是关于神或创世纪的。任何通过想象的升华来传递群体价值观并支撑起群体价值观的故事都可以被称为神话。

神话自身可以不断演进，而且它还会滋生出新的潜在价值观和行为。例如，就在几百年前，世界上许多地方都广泛地存在一种观念，那就是你可以把别人当作奴隶，而且可以以恐怖的方式对待奴隶，这种做法是可以接受的。随着关于人生而平等以及个体尊严的神话的传播，新的神话逐渐地——有时甚至以暴力的方式——战胜了蓄奴的神话。

在当今这个时代，资本主义无限蔓延的神话正与地球不可持续性的神话发生碰撞。必须再次强调，神话不是虚构的！神话是在大群体中共同分享的故事，它维护着信仰，支撑着行为。人类的合作几乎完全建立在我们所选择讲述的故事以及我们周围正流行的神话的基础上。正是故事把我们联系在一起，提升着大群体的凝聚力。

第十七章　在你的大脑中起舞

让我们回到故事的开始，现在大家应该清楚了，没有纯粹"理性"的头脑。大部分大脑的原始机制对我们来说用着挺顺畅。这部分原始大脑的效果非常好，因此我们从许多动物和昆虫的亲戚那里把这部分大脑"继承"了下来。

与此同时，我们也很清楚——自我控制、制订计划、洞察力、注意力、创造力、专注力和大脑中其他负责"推理"的部分，才是我们成功的关键。了解两类大脑的优缺点以及它们之间的相互作用是很重要的。

出于这个目的，我将把大脑进化的早期部分归为一个整体，称为原始大脑——无意识大脑或自动驾驶系统。

> 无意识大脑在我们的意识之外自动地、持续地运行着。

无意识大脑偶尔会召唤有意识的思维——让后者将注意力集中在某件需要处理的特定任务上。只有当我们认知世界的模型不够充分时——当我们的预测能力很低而风险又很高的时候——才会发生这种情况。

> 有意识大脑通常处于待机状态——只有遇到自动驾驶系统无法处理的重要问题或新奇问题时，它才会被召唤去处理这些问题。

大多数时候有意识大脑并不会发现什么需要处理的重要事情，所以它会处于低能耗状态。对于大部分情况，有意识大脑会赞同自动驾驶系统的感觉和自动决定。

意识也监控着我们的行为。意识会调节我们对他人的反应，却不在意背后的情绪；而情绪的产生以及情绪本身使我们能够聚焦于目标，持续地关注目标，并且为之付出努力。

有意识大脑中的高能量区域（大部分包含在人类超大的大脑皮层中）很容易疲劳，会迅速丧失有效运转的能力。

有意识大脑也可以召唤无意识大脑，并在需要的时候调用无意识大脑的巨大力量。如果有意识大脑需要探索或寻找某些东西，它也可以让不知疲倦的自动驾驶系统来完成部分工作。

> 主动思考需要付出巨大的努力，所以有意识大脑通常只是简单地对无意识大脑的决定表示赞同。

我们的情绪状态会随客观信息一同被灌输到有意识大脑中。我们只去寻找那些能够支持已有观念和态度的信息。换句话说，意识并不是在没有背景信息的情况下以"白纸一张"的方式运转，它不关心公不公平，也不愿意去做完整的调查。

> 一旦出现重大的威胁或机会，无意识大脑会立即全面夺回控制权，迅速处理当前的状况。

如果我们熟悉当前的状况，那么无意识大脑就能把它们处理得明明白白。然而，自动驾驶系统的运行会存在一些偏差，也需要付出一些代价，我们会在接下来的部分进行探讨。

原始大脑的特征

自动驾驶系统始终保持运转，在我们的一生中一刻不停地处理着海量的信息。该系统所处理的大部分数据从未进入我们的意识层面。这些数据作为一个整体被留在了我们的背景信息体系中。但是这些信息仍然可以影响我们的行为和决策。即便是那些细碎的或者看似不重要的信息也会影响我们的行为。自动驾驶系统从不会疲倦，甚至在我们睡觉的时候，它仍然在工作——保障基本系统，如循环、呼吸和消化系统的运转。

> 无意识大脑的目的是建立一个关于世界的模型并不断更新模型，然后用它来为行动提供指导。为了能够快速运转，无意识大脑会走很多捷径。

大多数情况下，这些捷径都算得上是"差强人意"的机制。然而，在特定的情况下，由于捷径过度简化的特点，也可能会导致可预见的偏差和错误。

让我们来看看一些无意识大脑的特征：

- 工作迅速，没有自主控制。
- 专注于具体的例子，不善于处理缺失的证据。
- 总想制造因果关系，甚至会编造因果关系。
- 经过反复训练后，能够熟练地应对各种情况。
- 喜欢清晰的结果，不喜欢模棱两可。
- 对于不能支持已有信念的信息会加以忽视。
- 根据过去的经验来营造感觉状态和情绪。
- 对感觉状态过度泛化，超出感觉原本的来源和范围。
- 对负面信息的反应比正面信息更强烈。
- 对意想不到的信息加以关注，而忽略常见的或熟悉的信息。
- 对量的增加不太敏感。
- 通过原型和示例来对更大的样本进行表征。
- 对相对变化比对绝对值更敏感。
- 对极端常见和极端罕见的事件格外重视。
- 用简单的决策代替复杂的决策。

有意识大脑的特征

有意识大脑或者说"费力的"大脑负责处理由自动驾驶系统传递到意识层面并唤起注意的信息。

在被意识检查之前，信息必须先通过两道门：

● 信息不可以是危险的——否则控制系统会立即恢复到自动反应模式。

● 信息必须是不熟悉的——如果过去出现过类似的情况，会对信息进行常规化加工。

> 由于大脑皮层这台机器的运转所费不赀，所以我们的有意识注意资源是非常有限的。

一旦我们通过大量接触和反复练习熟练地掌握了某项任务的解决方法，我们就会在大脑中搭建起一条强大的联想高速公路。在获得这项技能后，就能看到新的激活模式。曾经需要经过有意识思考的状况，现在可以由自动驾驶系统进行更高效的处理，这使大脑能够降低对有意识加工的需求，并为未来保存更多的能量。至于哪些情况适合自动驾驶系统，哪些问题能够通过训练而自动解决，则取决于问题的价值和解决它所需要付出的努力。

每天，你一睁眼就拥有推理和做决定的能力，你还能够与他人进行复杂的社交互动，并做出精细的回应。

> 过完一天，"执行"能力和自制力都会下降甚至耗尽。

当夜晚来临，客观讲，你做出更糟糕的决定的可能性会升高，调节自身情绪的能力也在下降。缺乏睡眠或睡眠紊乱又会加剧上述问题。如果你欠下了大量的"睡眠债"，那么你必须先把欠的债完全还清，才有可能让大脑的理性部分再次恢复巅峰工作能力。

> 有意注意一次只能关注一件事，并不存在所谓的多线程任务处理。

你同时处理的任务越多，需要你投入的努力也就越多，这样你才能在不同的任务之间切换。这种切换会进一步耗尽你本就有限的注意力储备。这迫使你做出粗略肤浅的决策，这种决策通常是不正确或不理想的。

对当前任务的专注是非常强大的，强大到会让你完全忽略掉一些通常会引起关注的其他事情。强行插入另一项任务可能会攫取注意力。这会使两项任务之间互相干涉。这种分散注意力的做法会产生不容忽视的影响，并显著影响我们的表现。

> 复杂的思维、工作记忆和自我控制都依赖于有意识大脑那稀缺的资源储备。

当你进行复杂的推理，想要努力记住一些内容或调节你的社会行为时，你会更快速地耗尽有意识大脑的资源。摄入少量的葡萄糖可以为大脑提供一个快速的补充，但这并不是一种长效的解决方案。只有睡眠才能从根本上补充这种资源储备。

> 　　一旦有意识资源储备耗尽，就会有更多的决策被甩给自动驾驶系统去处理。

　　当我们的精神处于疲惫状态时，我们并不能意识到自己的潜意识反应可能会不适合我们所面临的情境。我们可能会对自己的直觉的有效性表现出过分的自信。在这种情况下，我们更容易禁不住诱惑，做出草率、冒险、自私或肤浅的决定。

　　我们可以把无意识视为在"热认知"上操作，把意识视为理性的"冷认知"。正如我们之前讨论过的，当交配的机会摆在眼前时，人类（尤其是男性）会做出更冒险、更冲动的决定。不过"热认知"也适用于各种严重的威胁和重大的机遇。杏仁核中进行的情绪加工对前额叶皮层产生的影响大于后者对前者的影响。强烈的情绪唤起会支配甚至压倒有意识的思考。

　　有些人天生就不那么冲动。在孩童时代表现出这一特质，预示着更幸福的生活、更高的收入和更良好的社会互动。不那么冲动的人并不是体验到的情绪强度较弱，只是他们能够对情绪进行更好的管控。

　　前额叶皮层偶尔会选择压抑情绪，专注于手头的特定问题或任务。前额叶皮层能够想出新颖的解决方案，并能在发现新方案的第一时间将其认定为"真知灼见"。有时候我们是依靠自己的努力而产生了真知灼见，有时候是别人向我们展示了有价值的见解并被我们采纳了。在完成了一个有意识任务之后，前额叶皮层会重置并为处理下一个任务做好准备。

前额叶皮层中的工作记忆可以进行操作和计算，但是它的空间非常有限。如果在工作记忆中塞进太多的原始数据，它将无法有效地发挥作用。一旦超负荷就可能使选择和决策陷入瘫痪。

有时候，前额叶皮层会以不恰当的方式来支配原始大脑。这在体育运动中很常见。运动员有时候会有意识地揣摩自己的动作并进行反思。他们明明拥有自如的自动驾驶技能——而且是训练有素的——却放着不用，反而妄图以思考取胜。这通常被称为"噎住"（choking），是大脑不同区域相互角力的结果。

还有一些时候，剥夺原始大脑的控制权也有可能带来非常积极的结果。前额叶皮层也是产生安慰剂效应的区域。如果有人告诉我们正在给我们服用强效止痛药，大脑中负责感知疼痛的部分就会被抑制。即使你吃的"药"只是一个糖丸，也一样会产生这种作用。我们的有意识大脑会告诉自动驾驶系统让它少体验到一些痛苦——这其实是一项非常强大的生存机制。

这种机制也可以产生反向影响。如果某样东西被认为是廉价的，我们的意识也会将它与没什么用处和质量不合格联系起来。我们的大脑会迫使我们低估它的客观品质。

> 自我控制是大脑中成熟得最晚的部分。

我们都知道青少年很容易冲动。驱动冲动行为的正是强烈的情绪，它根植于原始的杏仁核中。负责抑制冲动的制动系统则位于腹外侧前额叶皮层（VLPFC）。VLPFC 在 20~25 岁时才能完全成熟。

意识决定着注意力的分配。有时候，意识会屈服于自然的冲动和反应。还有一些时候，意识会给出自己的替代方案。新颖的想法和见解只可能来自大脑的意识部分。

> 意识会采取一种慵懒的监管方式，以此来保存能量。在很大程度上，指引我们日常行为的是自动化的习惯，无意识所发挥的作用超乎我们的想象。

不过，如果我们认为某件事足够重要，那么我们就会付出大量的精力去理解它。

第四部分
高度社会化

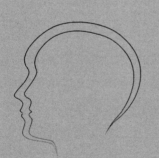

第十八章　我们如何进化成一种拥有文化的生物

关于"人类主宰"的叙事

让我给你讲个故事。一些非常聪明的灵长类动物舍弃了树木的荫蔽，它们试探性地踏上了纷繁复杂、险象环生的大草原。直立行走使它们能够用双手进行创造并使用强大的工具。武器使它们能够抵御顶级掠食者，而且能够采集更多的食物。最终，这些聪明的灵长类动物在与之前截然不同的环境中扎下根来。他们的大脑使其能够快速适应变化的环境。

他们还创造了精密的语言并高效地传播实用知识。他们开始进行更大规模的合作。他们构思故事，对金钱和宗教等虚拟的概念形成共识。有了语言和概念作为基础，才有了"由数以百万计的个体聚集成稳定的文化部落"的可能性。不同的社会群体之间还会进行贸易——交换商品和思想。他们的成就斐然，以至于这群聪明的灵长类动物最终占领了整个星球！

这个故事甚至打动了我们自己，然而它所言不实，而且充满了误解。

这个故事有一个前提假设：我们的进化在某一时刻停止了。

我们已经学会的能力让我们从那个时刻一路走到了如今，不断增长的知识使我们超脱了生物学的范畴，跨进了历史学的范畴。我们很难想象究竟是什么使人类实现了如此飞速的发展，似乎唯有社会、文化和技术的发展能够帮助我们理解人类的进步。

但是，认为进化从某个时刻起开始停滞不前，认为在人类发展的前路上进化不再继续发挥巨大的作用，这种假设其实是对进化的意义的刻意忽视。

我们传播给他人的新知识来自哪里？

我们如何有效地传播知识？

我们这个物种为什么会拥有如此怪异而又独特的生物学特征呢？

如前所述，在非洲的大舞台上，我们人类的祖先一开始只是跑龙套的十八线演员。人类祖先还算不上是更聪明的物种。相反，他们是身体更弱，速度更慢，感觉更迟钝的物种。

然而，他们在竞争中击败了其他所有的物种，也包括一些古老的人类表亲。人们总喜欢把尼安德特人想象成野蛮的穴居人，但是实际上从个体的维度上讲，尼安德特人反而更聪明。他们也掌握了火的使用方法，并且能够对火善加利用。他们会进行艺术创作、会使用工具工作、会享用美食，也开始穿着服装。

但是，最终还是现代人胜出了。

让我们来看看现代人这个物种有哪些奇怪的生物学特征：

- 婴儿在出生时身体脂肪含量非常高。

- 婴儿出生时是完全无助的，出生后很长一段时间都要依赖他人。

- 儿童的大脑会快速发育，而且发育会持续到 25 岁左右。
- 我们是卓越的模仿者，是他人行为的忠实复制者。
- 过了生育年龄之后，我们的寿命还可以延续几十年。
- 我们大脑的能耗比例是其他灵长类动物的三倍。

其中许多特征是最近才发展出来的，而且这是人类所共有的特征。

这一点很重要。

松鼠有 200 多个种类，从热带雨林到半干旱的沙漠，它们都能茁壮生长。有的松鼠只有 10 克重，有的却超过 6 千克！某些松鼠拥有蝙蝠一样的蹼状翅膀，便于它们从一棵树滑翔到另一棵树，另一些松鼠则进化出能够旋转 180 度的脚踝，方便它们随时调头顺着树干往下跑，还有一些松鼠为了躲避灼热的太阳而形成了休眠的习惯。

> 许多物种具有各种的亚类，而我们人类却不同，我们并不会针对特定的环境进化出特定的亚类。

成年的喀麦隆俾格米人男性的平均身高为 150 厘米，荷兰人的平均身高为 183 厘米，全球最高，但是他们之间的身高并不存在特别巨大的差异。是的，我们也会有不同的肤色和特征，但是与其他分布在多样化的广阔生态环境中的动物相比，我们人类的这种微弱的身体适应能力实在是不值一提。

那么，我们人类能够主宰地球生态的每个角落，究竟是因为什么呢？

> 我们进化出的大脑使人类能够从文化的学习和传播中获益。

我们可以将人类的成功视为一场博弈的胜利，我们孤注一掷地把赌注押在了"如何进化出迅速传播知识的能力"上。我们大脑中的集体智慧在面临各种特定环境时都能发挥作用，从而提升我们生存的概率。

故事的本来面目——文化和基因共同进化

我们是一种社会学习型生物——我们积极地获取信息并互相交换信息。这种特点不但具有优势，而且还能弥补一些严重的不足。

向他人学习使我们能够高效地"抄作业"——复制针对特定环境的"最佳实践方法"。

> 我们能够从身边的文化中吸纳的东西，远胜于我们个人单打独斗一辈子能够弄明白的东西。

这就是我们的优势。从周围的人那里吸纳的实践方法会变得越来越丰富，让我们越来越强大。知识和效率的日积月累会形成正向的循环。文化变成了一种可积累的东西。

不过，能够产生这种优势，其原因并不在于个体的聪明才智。相反，这种优势来源于一代代人断断续续的、跌跌撞撞的试错过程。

> 为了充分发挥文化学习的优势，我们跨越时间的长河，在基因层面上进化出许多特征。

- 为了存储和交流信息而进化出更大的大脑。
- 对我们的社会互动进行细致入微的阐释。
- 具备通过模仿自动学习的能力。
- 在成年之前有更丰富的学习机会。
- 不假思索就能知道谁是最值得学习的人。
- 别人也愿意配合我们的学习需求来教导我们。
- 教学和传播知识能够带来威望。
- 更长的寿命带来更多教导别人的机会。
- 知道什么时候应该突破个人经验的局限，从文化学习中寻求答案。

这一过程的最终结果是使人类发展成为一种"自我驯化"的灵长类动物，并且具备以下特征：

- 对互动和参与的需求强烈。
- 亲社会和合作。
- 认为自己所生活的世界里充斥着社会规范和准则。

- 他人会监督我们是否遵守规则。
- 各社群普遍施行社会准则。

> 人类文化能力的核心就是一门心思地遵循某套习得的规范。

我们所需要的知识非常广泛，想要把方方面面都拿捏好是不可能的。

以汽车为例。想要开车，你需要了解当地的交通规则。你得掌握方向盘、油门踏板、刹车、离合器和转向灯的操作。你需要知道如何启动引擎，如何进行倒车和停车操作，以及如何关掉引擎。了解这些就足以让你掌握开车的实操方法。

幸好，你不需要知道以下内容：

- 如何通过有限元建模使汽车的结构更加坚固。
- 车内各种液体的化学性质和特性。
- 发动机的热力学和机械工程学原理。
- 电子设备编程、计算机编程、传感器编程。
- 汽车制造和组装所要用到的机械化流程和工厂流程。

一名专业的汽车工程师即便花费毕生心血，也难以搞清楚上述一个以上的项目。在现代社会，我们必然要依靠越来越细分、越来越庞杂的专业领域及业内专家。

> 我们知道环境中的哪些方面能够为我们所用，但却不用了解这些因素如何发挥作用或为什么有用。

复杂的社会将会产生出更多的知识、技术以及分门别类的"文化包"（cultural packages）供个体进行学习。其他物种也可以进行大规模的组织调动。数以百万计的蚂蚁能够按部就班地合作，其成效令人叹为观止。但是蚂蚁们只是彼此之间的简单"克隆"，它们无法互相学习。每个人的早期生活经历都各不相同，只有人类才能在千差万别的个体之间形成大规模的合作。

为了合作学习才进化出这么大的大脑

我们并非天生聪明。

在空间关系、数量或因果关系方面，人类婴儿并没比我们的类人猿表亲强到哪去。我们唯一的优势就是社会学习——积极地从别人那里寻找信息并获取信息。

婴儿看上去似乎整天无所事事——不是在流口水就是拉屎，其他大部分时间都在睡觉。但是婴儿实际上很忙，他们把85%的精力都用在了脑力建设上！婴儿出生时体内含有大量脂肪，他们将用这些脂肪在大脑中进行神经联结间的电路绝缘，这个过程叫作——髓鞘形成。如果绝缘做得恰到好处，那么神经联结就会成为可靠且持久的信息载体。

有人会提出质疑，认为在子宫内提前启动绝缘过程也许是一种更具有进化优势的方式。如果能够进行预绝缘，我们就能拥有发育得更为完善的大脑，它能够在生命早期更好地发挥作用。然而，只有自动化的、一成不变的大脑活动才能满足预绝缘的要求。

> 为了尽可能为文化学习提供保障，我们的大脑在出生时只实现了最低程度的预绝缘，这样的大脑在此后的生活中能够保持较高的灵活性。

黑猩猩幼崽出生时大脑皮层的髓鞘比例约为 15%。而对于人类新生儿而言，该比例只有黑猩猩幼崽的 1/10！在人脑的新皮层中（人脑的新皮层比例格外高），这种差异更明显。黑猩猩的新皮层的初始状态是约有 1/5 的髓鞘已经完成了预绝缘，而人类则完全是一张白纸，从零开始。在青春期结束时，黑猩猩基本完成了大脑主要神经联结的搭建，而人类在青春期末期只完成了进度条的 2/3，距离最终形态——大约出现在 25 岁左右——还有 1/3 的路要走。

人类宝宝在生理上并不成熟，而且在很长的时间内都处于比较笨拙的状态，所以人类宝宝无法通过直接探索世界来学习很多东西。人类宝宝的学习线索主要来自于对他人的观察。婴儿和儿童会不断地学习并模仿成年人以及周围其他人的行为。

> 人类是自动的模仿者，是复制他人行为的专家。

我们甚至会模仿一些纯风格化的元素，哪怕这些元素看上去并不具备任何显而易见的用途。

> 大脑对于社会学习有着如饥似渴的需求，这使得大脑需要借用能量，并且需要身体的其他部分去适应这种需要。

- 肌肉群更弱、更小。
- 低能耗的耐力跑。
- 更小型的消化系统。
- 青春期发育延迟。

让我们来依次看看这些适应性的变化。

与我们的类人猿表亲相比，人类简直太弱了。一只黑猩猩只靠四肢爬行就可以轻而易举地把速度最快的人类短跑运动员甩在身后。同样体重的黑猩猩大约比人类强壮三分之一。不要看它们体型较小就自信地以为你能打得过它。

在灵长类动物中，我们是最擅长耐力跑的运动员。虽然我们的速度不快，但是我们坚持的时间长，我们比捕猎的目标更有耐力，当然这离不开许多特定基因的适应性变化：

- 双腿变长，具有有弹性的肌腱。
- 弹簧式足弓能够更好地进行能量的反弹。
- 拥有所有物种中最高效的排汗系统。
- 专属的头部冷却系统。
- 大部分皮毛和体毛消失。
- 下身关节的强化，可以承受长跑带来的反复冲击。

- 对头部方向（我们需要看的方向）的控制和躯干方向（我们移动的方向）的控制是相互独立的。

我们之所以相对比较弱却相对比较有耐力，是因为我们的慢速收缩肌纤维（slow-twitch muscle fiber）占比较高。慢速收缩肌可以通过分解一种名为三磷腺苷（ATP）的物质变得更高效。慢速收缩肌能够长期地、持续地工作。相比之下，快速收缩肌能够短暂地释放能量，但是效率要低得多。快速收缩肌会积累乳酸，很快就会疲劳。

在生命的各个阶段，我们的消化系统几乎是一如既往地差劲。我们的下颚很弱，牙齿相对细小，不擅长撕咬和咀嚼食物。我们的结肠不能很好地处理纤维。很多强效的植物毒素都无法被我们分解，这会要了我们的命。我们甚至把肠道的一部分命名为"小肠"，因为它实在是小得不成比例。消化系统中唯一还算正常的就是营养的吸收——这多亏了大小适中的大肠。然而，纵使有千般弱点，人类的消化系统只需要付出很少的努力，就能从我们摄取的食物中汲取能量。

人类在很长一段时间里都保持着孩童般的体态。只有到了青春期，我们才长成大人的模样，并且在性方面趋于成熟。这种成熟时间的延迟使我们能够将更多的能量用于建构灵活可塑的大脑——我们忙着从自己所在的部落下载"文化安装包"并以此来提升存活概率，在这个时期对身体的维护可不能消耗太多的能量。

上述每个适应性的变化看上去似乎都是合乎逻辑的，是对更大的大脑以及随之而来的巨大能量需求的合理反应，但是这些变化并不是严格意义上的基因适应。

> 我们的基因适应性是与文化共同进化的。

在我们使用了火和掌握烹饪技术之后，消化系统才出现了萎缩。烹饪有效地简化了食物的消化过程，使食物中的能量更容易被提取。

奔跑的行为使我们能够捕猎特定的动物。在多数情况下，如果论单挑实力，这些被捕猎的动物可比我们人类强多了。但是这样的狩猎需要投掷武器，需要复杂的群体合作，而且要么需要随身携带水，要么需要知道去哪里可以找到可靠的水源。对于采取直立奔跑姿势的人类而言，奔跑之后会产生迫切的放松需求，而水正是这一需求的必备资源。

儿童的无助期极其漫长，这就需要大人投入大量的心血来进行照顾、喂养和教育，而这又需要周围的一大群人参与进来，需要社会的组织、合作、沟通，以及在其他动物中前所未有的师徒式学习。

> 文化的进化多种多样，每一种文化的进化都与生物适应性的进化相辅相成。

- 烹饪和生火——相对较小的消化系统。

- 水源的寻找和水的随身携带——耐力跑和狩猎。
- 投掷武器——精准投掷能力和手臂协调能力。
- 复杂的工具——手和手指的灵活性提升。
- 言语交流——抽象概念理解。
- 语言——合作的能力，不占对方便宜。

如果文化没有为人类提供不容置疑的生存优势，那么进化也不会礼尚往来——不会带来任何生物适应。由文化驱动的进化会发生得越来越迅速，在过去的 1 万年里，蓝眼睛、乳糖耐受以及酒精回避基因的迅速出现就是证明。在进化的时间尺度上，1 万年只是"一眨眼"的功夫。

文化和基因怎么就碰撞出火花了呢

随着文化知识的传播和积累，我们的基因开始朝着能够利用文化的方向发展。为了能够学习知识、储存知识、运用知识并传播知识，代代相传的基因接力赛以此为目标不断进发。基因进化改善了我们的大脑和行为，使我们能够向他人学习，这又反过来产生了更强大的文化，雪球越滚越大……

但是，是什么样的火花启动了这样的循环呢？

两种重要的因素必须结合起来。首先，必须在大脑不变大的情况下，提高文化学习的数量和质量。其次，必须能抵消掉或分摊掉因大脑变大以及为更大的大脑进行编程而产生的成本。

关键的一步是走出丛林。

树木能够提供保护。对我们的祖先来说，一旦踏上陆地，世界的危险系数陡然增加。为了躲避捕食者，祖先们开始密集地聚在一起。群体内部的社会联系变得更强了。用来与他人进行互动的时间激增。这种变化同时增加了个人的学习机会和团体的学习机会。

人们在一起的时间越长，彼此之间的关系就越牢固。人们还将抚养孩子的沉重负担分摊给亲戚和其他群体成员。因此，孩子在很长一段时间内处于无助状态也没有多大影响。他们从身边的整个群体中获得文化知识，从而对自己更大的大脑进行强有力的编程。

这个过程不是线性的，毫无疑问，会存在一些挫折。关键的知识在历经灾难或遗忘后，很可能会被无数次地遗失。但最终的结果是，这个过程产生出了最有智慧的实践，比任何个人通过直接经验所能开发出来的实践都更有智慧。

第十九章　文化的形成

我们摸索前行——我们做出个人选择，偶尔能醍醐灌顶，在幸运的错误以及数代人无意识的模仿中偶有发现。文化不断发展，在发展的过程中出现了一些彼此关联的新能力，这些新能力是向他人高效学习所必备的技能，去掉其中任何一项能力，整个文化学习的结构就会土崩瓦解。

> 为了更好地利用文化，我们进化出了几种新的心理能力。

- 确定向谁学习，以及学习什么。
- 通过模仿他人和建模来学习。
- 愿意教别人。
- 知道何时该推翻我们的直接经验和本能。
- 始终遵循社会习俗和规范。
- 注意他人在文化上的僭越，并进行制裁。

向谁学习

从呱呱坠地起，我们就开始学习。但是伴随我们一生的问题是：我们应该学习什么，以及向谁学习。

> 我们试图效仿成功人士。为了找到最佳榜样，我们会关注各种各样的线索。

我们会无意识地、自然而然地这样做，而我们这样做也并不一定是出于明确的目的——通过正确的行为给自己带来回报。

许多跨文化研究以及跨阶段追踪研究都发现了一套统一的学习偏好：

- **从成年人的反应中找线索**——如果成年人对某一事物表现出积极的情绪，婴儿就会对它进行探索，如果成年人表现出担忧，婴儿就会远离它。

- **相同的性别**——儿童和成年人都更喜欢向同性榜样学习并与之互动。我们天生就喜欢模仿同性别的榜样，所以我们更倾向于这么做。孩子们是通过模仿同性榜样才学习并建立起了自己的性别角色，而不是先了解了自己的性别角色才选择模仿同性的榜样。

- **相同的种族**——婴儿、幼儿和成年人都喜欢向同种族的人学习。

- **相同的方言**——虽然婴幼儿根本听不懂成人在说什么，但是婴幼儿仍然更喜欢向说相同方言的人学习，而不喜欢向说另一种话的人学习。

- **在不确定的情况下依赖他人的行为**——在面对

不熟悉的情况时，我们更倾向于关注周围人释放出的信号，而非相信自己的经验。

- **长者**——我们关注睿智的长者。社群中最资深的成员往往是最有经验的。他们在一生中成功地化解过许多危险，才走到了今天。

- **公认的专家**——我们通过他人的举动和区别性的标志来确认谁是某一知识领域公认的专家。通常，声望最高的人也身兼导师的角色。这样一来，学生不仅学会了所学的内容，而且学会了向他人传播知识的技巧，文化由此得以加速发展。

除此之外，我们还会关注周围的人，看看别人认为谁值得效仿。换句话说，对于该向谁学习这件事儿本身，我们也在不断地向别人学习！

我们的学习偏好似乎是一个自我强化的过程，而且似乎对非本群体的成员不太友好，如果你有这种感觉，那是因为我们的学习偏好的确如此。这种偏好所带来的结果之一是——在我们自己的群体中迅速地传播知识，另一个影响结果是——强化部落关系，加强群体凝聚力，从而对抗与我们有竞争关系的群体。

教学

祝贺你——你已经成功地找到了对的人，从这些人身上能够学习有价值的技能。现在你所要做的就是好好利用你的复制能力和模仿能力，然后你的能力包就配齐了！

别急，没那么快……

你是选定了导师，但是你如何得到对方的配合呢？他们为什么会允许你时不时地出现在他们身边？他们为什么要费精力去教你，再者说，又为什么允许你从他们的脑袋里汲取他们花费毕生精力积累的来之不易的知识？他们难道不应该主动地对外界隐藏自己所积累的知识吗？

> 为了打造一条文化链条，我们不仅需要仰仗学习的动力，还不能缺少想要教育他人的动力。教育他人的动机根植于我们对威望的需要。

威望是一种赠人玫瑰、手有余香的"套路"。

> 威望由内而外地激励着有一技之长的人，让他们与别人分享自己的知识。在交流中，他们能够获得崇拜、尊重和敬意。

这种动机非常强大，甚至经常会超越财富或其他形式的重要因素（如外在权力等）对行为的驱动力。能够赢得威望的知识领域可谓多种多样、百花齐放。成为翻译藏文善本的专家、制作精酿啤酒的专家，或者成为职业运动员的财务顾问，都可以为我们赢得威望。

威望与支配行为截然不同。支配行为是我们与其他灵长类动物和哺乳动物所共有的一种行为模式——强势的个体通过暴力、威胁或胁迫来攫取地位。其他成员害怕支配者。级别较低的个体为了讨好而服从或进贡。支配者通过各种夸张的体态和肆意的行为来彰显地位，时刻提醒服从者们不要忘记自己的臣服地位。支配的目的是通过操纵或欺侮他人来实现个人的目标。

而威望高的人则很少恃强凌弱，反而常以慷慨著称。威望与成功、技能和对相关领域的深刻见解密切相关。有威望的人想寻求周围人的尊重，但不想把他们吓跑。

由于人类可以终生不断获取知识，所以老年人往往是重要的信息来源。他们是通向未来的桥梁。即使他们的身体开始走下坡路，但是他们仍有很多宝贵的知识可以传递。正因为如此，我们对老年人的智慧有着普遍性的尊重。而大多数其他动物则不存在尊重长辈的规范。

这种想要将文化知识代代相传的需求，使人类产生了独特的进化压力。与其他灵长类动物不同的是，无论男性还是女性，人类都能在生殖期过后再活20~30年。生殖系统的关闭，使得能量可以被重新分配，用于文化的传播。

从某种角度讲，我们自身的交配机会变得没那么重要了。我们更注重的是改善子孙后代的生存前景。在老年阶段，传播智慧的能力的提升，抵消了身体能力的下降。当然，这种抵消作用也受到现实的限制。随着认知能力的下降，老年人在传播文化方面的价值也会下降，而他们的地位和威望也会一并迅速下降。

在尊重老年人方面，其实存在着两种不同的趋势。只要世界没有太大的变化，老年人积累的技能和智慧就仍然是宝贵的。纵观整部进化史，都是如此。但是最近这种局面被打破了。

在这个快速变化的世界里，老年人的文化知识变得越来越边缘，甚至完全过时了。我们能够通过效仿更年轻的榜样来获得相关的文化加持。这些更年轻的榜样更了解新知识及其优势。这不可避免地使代际之间的连续性和关联性变得更加脆弱。在老年人更健康且寿命显著延长的时代，这也会导致年龄歧视的加剧。

盲目的相信

我们对文化的学习往往体现在一系列程序性的步骤或实践中，这些步骤需要被准确地执行才能奏效。哪些步骤是必不可少的，哪些步骤是毫无必要的，目前还尚不清楚。我们很难分辨每个步骤的功能、重要性或相互联系。事实上，在某些情况下，我们不了解这些程序的目的及其机制，反而是件好事儿。

> 通常，我们完全搞不懂文化适应为何有用以及它如何起作用，甚至对于践行文化适应究竟能获得什么好处，我们都没搞清楚。

难以理解相关的因果关系，这对我们的心理产生了深远的影响。自然选择偏爱那些相信文化传承的人。

> 我们的部落实践以及我们对部落的信任带来了非常强大的优势，以至于这种信念常常凌驾于个人的经验和直觉之上。

最终的结果是形成了一种强烈的本能，让我们忠实地复制这种复杂的程序、实践和信念。通过进化，我们能够利用文化的力量来构建精巧的人造复制品，这给我们带来了生存的优势。与我们在有生之年可以直接创造的任何东西相比，文化的优势都要强大得多。

社会规则的追随者

为了充分利用文化，我们已经发展成了一个亲社会且高度合作的物种。想让知识得到最快速、最准确的传播，我们必须忠实地复制过程、仪式和行为。

> 一旦踏入社会，人们就会认定支配社会的是规则——哪怕他们还不知道这些规则具体是什么。

小孩子是凭借推断来掌握社会线索的，他们认为社会线索的基础是清晰明确的规范和准则。孩子们不仅时刻准备着要去遵守这些规范，而且当这些规范被违反时，孩子们会生气，并且想要纠正他人的越轨行为。

> 我们作为旁观者，即使不直接受越轨者的行为影响，仍然会对越轨者抱有负面的情绪。

当我们长大成人，我们已经将周围的规则内化为自己的行为准则。这个过程是自然而然发生的。我们规范自己的行为，是为了最大限度地减少潜在的社会后果。我们一旦违反规范，就会产生羞耻感，它让我们在内心中意识到自己已经越过了规范的界限。通常，我们希望通过表现出羞愧或进行公开道歉来纠正我们在群体中的地位和立场。我们能清晰地意识到自己的声誉好不好，并付出毕生努力来积极地维护自己的声誉。

社会制裁和社会惩罚会带来不同程度的负面后果，这取决于被违反的规范是否重要：

- 流言。
- 公开批评。
- 降低交配的可能性或破坏长期亲密关系。
- 减少经济机会以及减少贸易。
- 监禁。
- 被团体驱逐。
- 死亡。

> 我们天生具有合作精神，把集体的目标置于个人利益之上。

作弊的机会也很多。我们越合作、越信任，别人就越容易占我们的便宜、利用我们或操纵我们。对此，我们进化出了社会规范监督和惩罚。

当我们进行合作、做慈善、对违规者进行恰当的惩罚时，大脑的奖励中心就会被点亮。在内部的自我调节和外在后果的共同作用下，我们会做出很多亲社会行为，这种行为有利于生存。

违反规范需要付出更多的精神努力——这会榨干有意识思维和自控力这些稀缺的资源。因此，大多数情况下我们会自动地"做正确的事情"，原因很简单，就是因为做正确的事最容易。

> 忠实地遵守文化习俗对我们的集体生存至关重要。每个人都是自己的监督员，同时也是确保他人遵守公共规范的监督员。

面对灾难、大规模破坏或不确定性时，人们会固守自己的文化。这是一种进化反应，能够帮助部落在极端情况下团结一致，在夹缝中求得生存。

> 面临巨大的压力，人们会以牺牲个人体验或牺牲个人主动性为代价，回归到社群的社会信仰和仪式中。

如果事实或一手知识与自己的文化信仰相矛盾，被文化信仰裹挟的人们会陷得更深。他们会忽视客观现实。他们眼前摆着两种选择，要么放弃他们已有的信念，要么否认一个无法融入已有信念的新想法，他们肯定会选择后者。他们会对团队成员表现得更友善，他们还会支持自己社群的利益，抵制外来者的利益。

> 在我们的进化史上，"文化包"之间产生冲突可以说是家常便饭。群组之间的竞争是我们人类心理的重要组成部分。

团队凝聚力的重要性怎么强调都不为过。群体越大，产生的新奇的文化观念就越多。但是，想要最大范围地获取受众，这些新奇的想法首先需要在群体中快速地、完整地进行传播。要做到这一点，团队成员必须保持和谐而又紧密的联系。我们被打造成了适宜文化传播的群体。

你想拥有最新的生存优势吗？那么比"变聪明"更好的选择是"社会化"。我们的近亲尼安德特人看起来就是一个完美的例证。就个体而言，他们比同时代的现代人更聪明、更强壮，但是现代人的合作社群能够不断推动创新，于是现代人这波"后浪"把尼安德特人这波"前浪"拍在了进化史的沙滩上。随着时间的推移，智人的集体蜂群思维，以及我们现代人用更长的寿命来传播文化的做法，让我们确信社会化是比个体的智慧更新的生存优势。

第二十章　社 交 网 络

我们的大脑是个终极的社交网络。

人类作为一个物种所取得的成就依赖于人与人之间前所未有的合作。我们无法以个体为单位独立生存。我们的核心身份以及我们的行为都深受周围人的影响。我们有遵守群体规范的巨大压力。对部落的忠诚塑造着我们最深刻的信仰和依恋，我们甚至愿意冒着生命的危险去保护它。

社会思维

生活在合作的群体中既有好处也有坏处。我们能够从共同的努力中获益，但是我们必须学会驾驭非常复杂的团体动力。

> 我们的大脑庞大而昂贵，它的主要进化目的就是解决社会问题和人际关系问题。

面对意义重大的项目，我们能够以团队的方式进行步调一致的合作，但是前提是先要付出巨大的努力来创建统一的团队。

> 社会活动和非社会活动是由大脑中相互竞争的两个部分来分别实现的。

这种抗衡关系在很多情况下都会出现。如果你正在通过一项非社会性任务来解决一个问题，那么你会在很大程度上关闭自己的社会性思维。虽然这样你就可以更专注于问题的解决，但是与此同时你也可能会疏远那些有可能帮助你解决问题的人。由于你专注于直接解决问题，你可能会丧失对团队需求进行充分考虑的能力。

有一些证据表明，患有各种自闭症类障碍的人对社会信息的体验异常强烈，强烈到让他们无法承受。因此，他们的大脑会关闭、陷入混乱或削弱社交信息的流动。这也使更多的精力被投入非社会性的思考上。在某些情况下，这会令他们在艺术、音乐、设计、工程和科学方面天赋异禀。

大众想象中的"书呆子"、工程师和天才科学家可能是各自领域中最棒的独立贡献者。他们从社会思考的负担中解脱出来，于是拥有了额外的心理能力可以加以利用。

但是他们的合作能力、解释能力以及让别人接受自己想法的能力受限，可能需要社会型的人来提供帮助。由于社会型的人善于广泛传播新知识，从群体的角度来看，社会型的人可能更有影响力。

在眼下没有物理性的威胁也没有计算任务的情况下，大脑会立即自动恢复对社会信息的思考。

大脑中专注于解决视觉任务、运动任务和计算问题的区域存在重叠。一旦这些任务执行完毕，大脑就会迅速切换到其他领域——包括对我们自身的思考以及对社会关系的思考。大脑所有空余的能力和时间都用于社会认知。只要大脑有空闲，它的默认设置就是社会认知。

我们一有机会就会对自己在社会中的处境进行想象和建模。

婴儿出生后没过几天，负责社会思维的大脑区域就开始活跃起来。我们的大脑具有惊人的灵活性，但是一个无法改变的设置就是通过几乎从不间断的社会加工来形成新的经验，我们对这个过程甚至没有察觉。

没有人是一座孤岛

在所有灵长类动物中，人类是社会性最强的物种。我们的新大脑皮层之所以进化得如此巨大，就是为了理解自己与部落中其他人的关系，并不断更新对这种关系的理解。

> 我们能够和大约 100 ~ 200 个个体建立微妙而紧密的关系。

我们从游牧的狩猎采集社会不断发展而来，那是比较合适的社群规模。狩猎采集的团队必须是小规模的、便于移动的、有凝聚力的。大多数部落团体，乃至诸如军事作战单元这样的现代组织，都将规模控制在这个范围内。这有助于我们了解团体里的每一个人。我们可以通过流言、谴责和必要时的直接接触来进行互动。在这种规模的群体里，并不需要正式的规则、法律或复杂的行为准则。

随着农业革命的到来，我们迎来了一个新时代，它使更大规模的社群成为可能，但是在现代文明的背后，仍然跳动着一颗小型狩猎采集团体的心脏。

不能仅仅因为这些团体规模较小，就认为他们不需要合作就能生存。事实上，人们不可能独立生存。

社会孤立对我们的心理健康有着毁灭性的影响，完全的孤立会把我们逼疯，但是不用等到事情严重至如此地步，我们的大脑和行为就已经被改变了。

> 如果人们被社会孤立，他们就不会再模仿和模拟他人的感受。

最终的结果就是出现冲动、贪婪和自私的行为——这可不是什么好组合。一旦我们被迫离群索居，我们就开始以反社会的方式行事。

> 我们通过复杂的大脑系统来评估别人对我们的反应，并利用这些线索来构建我们的自我认同。

反映性评价（reflected appraisal）是别人与我们有关的行为的总和。他们说话的语气透露出什么信息？他们的身体姿势是怎样的？他们坐得离我们有多近？当他们说话时，脸上掠过什么样的微表情？他们说了什么和我们有关的话，他们又是如何评价那些对我们很重要的人的？

我们利用所有诸如此类的信息来了解"我是谁"。反映性评价这种能力在青春期显得尤为重要。当被问及关于自己的问题时，青少年的大脑中与反映性评价相关的部分会被激活。换句话说，青少年会建构关于别人如何看待自己的模型，并直接从中提炼出对于"我是谁"这个问题的答案。对这个年龄段的青少年来说，同龄人的看法影响深远。

我们拥有一套先进的系统，用来帮助我们理解别人对自己的看法，而这些看法会主动地塑造我们的身份认知。在西方，个体自主和个体独立的概念盛极一时，我们经常认为自己既独特又重要。我们相信有一个叫"自我"的东西在那里保护我们，使我们免受外部力量带来的不必要的伤害。事实并非如此。

> 在我们的头脑中有一个隐藏的暗门，它让外界的社会影响涌入我们的大脑，进而塑造我们的自我形象。

我们的自我概念主要在内侧前额叶皮层中进行展现。这个区域还负责处理与合作有关的任务——负责回答如何以团队为载体高效地发挥作用这个问题。信念和文化价值会在无意识的情况下从外界进入这个区域。进化的目标是让我们成为更和谐的合作者。

我们的"自我"本质上是周围各种文化影响的叠加效应的产物。所谓的各种文化影响包括我们的家庭、邻居、同事、当地团体、宗教和国家。文化信息的河流汇入我们的脑海，不断重塑着我们的身份概念和身份观。

> 我们所要保护的那个所谓的"自我"或"个性"并不是一种一成不变的固定的东西——我们持续地接受着文化的塑造，想阻止都阻止不了。

这是一场永不停歇的拉锯战。一头是我们的个性化需求和自我表达的需求；另一头是遵循群体规范的需求和融入集体的需求，双方的较量从未停止。

归属和认可的需要

对所有哺乳动物来说，依恋都是很严肃的事情。不过对于人类来说，依恋格外重要，因为人类童年期的特定身体条件决定了我们处于无助状态的时期格外漫长。

dACC（大脑背侧前扣带皮层）会持续追踪我们的需求是否得到了满足。如果没有被满足，就会立即发出警报。会引发dACC 警报的情况之一就是社会分离。

> 社会分离的经历带给我们的是感同身受的切肤之痛。这样的进化是为了让嗷嗷待哺的婴儿和他们的父母保持亲密。

但是，随着我们逐渐成熟，这种机制并不会直接消失。我们仍然需要大量的健康的社会依恋和认可。许多心理健康问题的根源都可以回溯到不健康的早期成长经历——孩子没有从照顾者那里得到足够的支持，很难弭平这种伤害，甚至可以说这是不可能的，因为这种早期经历在物理和化学的层面上将大脑塑造成了不同的模式。

> 我们对归属感和被爱的需求是幸福的核心。

那些小时候被霸凌过的儿童成年后自杀的可能性要高出好几倍。

即便是一个我们并不想与之产生任何瓜葛的陌生人，也会对我们产生影响。如果这个陌生人告诉我们他喜欢我们，大脑的奖励系统就会被激活。我们对赞赏和认可有着一种难以抑制的渴望。当赞赏得到回应，就会让彼此的关系更加亲密。我们可以对他人奉上无限的赞赏和吹捧，也会从他人那里得到反馈——我们的社会联系由此得以保持。

步调统一的群体活动也会将人们联系在一起。

你有没有看过一群人一起打太极？他们之间存在一种毋庸置疑的统一和默契。在瑜伽课、唱诗班、宗教仪式、集体祈祷中，或者在大型体育赛事中看观众们做"波浪"式起立时，你会感受到同样的统一性。

秘密就藏在行动之中。我们的镜像神经元开始发挥作用并模拟其他人的动作和精神状态。你不需要认识小组中的其他参与者，也不需要喜欢他们，甚至不需要享受正在进行的活动，只要通过步调统一的行动就能拉近关系，这会增强社会依恋。它带给个人的是一种幸福和紧密团结的感觉。进化意义上的结果是提升了群体的生存机会。

同伴压力和顺从

在大多数情况下，人们都喜欢视自己为独立自主的个体。然而事实并非如此。

大多数人要通过参考别人的做法来决定自己应该怎么做。

我们很容易对周围其他人的文化价值观和他人的行为形成依赖，在存在压力和不确定性的时候尤其如此。

外在的责任会让我们的内心感受到额外的压力。在面临公开的评价时，我们更容易意识到不随大流会带来什么样的后果。

> 当我们知道别人正在观察自己的行为时，我们更有可能随大流。

我们要对抗的最猛烈的社会洪流就是"孤身对抗世界"所带来的变数。

> 如果群体的行为是一致的，我们会发现想要不按照集体的方式行事，更是难上加难。

信心也是一个主要因素。

> 少数关键人物所持有的一致的、坚定的信念可以改变整个群体的行为。

有时，这些引发变化的条件会在无意中形成一种"传统"。少数自信的个体左右着整个团体，然后诸如此类的行为会被广泛实践——甚至连一个不同的声音都不会出现。

接下来，想要再推翻这个已经树立起来的先例就没那么简单了。如果某个事物已经流行起来，那么同样好的甚至是更好的替代品或替代方案不经过加倍努力是不会被接受的。这仅仅是因为这些替代方案没有率先达到社会共识的临界值。由于人们总是以受欢迎程度作为"社会认同"的标准，因此受欢迎的做法或流行的观念所会产生初始的引导，我们很难抗拒这种影响。在形成某种信念和采纳某种行为的过程中，微小的扰动或随机的运气都会在过程中带来巨大的变化。

自己人和外人

个人的需要和集体的需要之间存在着一种内在的矛盾。不过群体与群体之间的竞争也同样不容忽视。

> "我们"与"他们"——最高效的群体在竞争中击败对手生存下来，这是在进化的历程中反复上演的故事，正是这种竞争为我们的进化书写着注脚。

如前所述，催产素不单单是人们想象中的"抱抱"化学物质。是的，催产素能够在父母和子女之间以及在群体中的其他成员之间建立一条牢固的纽带。但是，催产素也助长了对外群体成员的敌意。

> 人们为群体内的归属感而奋斗。人们会基于一些微弱的差异而进行自我分类，分为相互竞争的"部落"。

这种对群体的忠诚会迅速发展，甚至可以依靠毫无意义的信念和行动来塑造这样的忠诚。我们能够迅速成为某支运动队的粉丝，为之加油助威，同时嘲笑对手队伍的粉丝。我们会为了保护新形成的信念而主动地建造围墙和边界。差异越是明显、越是外露，我们就越容易觉得自己比其他群体的人更优越。

大脑中还有一些进化特征是为宗教信仰和归属感提供服务的。脑岛是大脑中的一个区域，它似乎与我们的神圣体验有关。候选核（candidate nucleus）能够产生喜悦的感觉、爱和自我意识。这些感觉与群体归属感相结合，形成了宗教的强大基础——我们可以把宗教视为社会群体的一种形式，皈依一种宗教可以产生强烈的信仰，并且会深刻地影响我们的行为。

> 明确的敌人，使我们能够展示我们的信念，也让我们能够团结起来一致对外。

我们会使用各种策略在群体之间传播思想、行为和文化包，以期获得"胜利"，这些策略也是层层递进的：

- **传道**——积极对外传播思想，展示出归属于你所在的团体会有哪些优势。

- **诽谤**——主动传播谎言，或者重点强调其他群体最差劲的品质。

- **生养**——通过生养让更多的孩子在你所在的信仰体系中成长。随着时间的推移，你所在的群体将通过人口优势胜过其他群体。

- **强迫归附**——强迫人们遵守你所在群体的行为准则，同时压制异己。常见的做法包括强迫年幼的孩子离开他们的原生群体，对他们进行洗脑。

- **驱逐**——将不归附的人边缘化，或者将他们流放。

- **压制**——对外群体成员的重要权利或自由给予否决，极端的例子就是奴役外群体成员。这也包括性暴力。

- **死亡**——在公开战争中或冲突中杀死敌人。

群体对抗外来者的行为往往是残暴无情的。

人类需要联合起来与不同文化背景的团体进行斗争——这是一部贯穿人类历史的戏剧，它严峻而又冷酷，永无休止。

第二十一章　所有权、公平和互惠

所有权和财产

想象一下自己站在十万年前的非洲大草原上——你和其他的部落成员们一起为生存而努力着。你会随身携带什么东西？无论你选择带什么，理论上这些东西都应该能提高你的生存概率。好巧不巧，你不得不抱着的，却是一个没用的、哭闹的、爱放屁的婴儿，原因就是他还不能自力更生。除此以外你还会带什么？你会带食物、水、武器吗？

也许你发现了一块有剃刀般锋利边缘的大石头，有了这个超棒的工具或武器你就可以剥下动物的皮毛。你应该把它捡起来随身携带吗？做这个决定可不是件容易的事。一方面，这块石头很适合用手拿，它可能会是一件绝佳的工具。另一方面，它很重，在可预见的未来，无论你去哪里都要带着它。你每天都在不停地走动——你和你的同龄人平均要走十公里左右，每天带着一块大石头耗费的能量太多了。

> 拥有是由努力、时间和承诺共同决定的结果。如果我们拥有某些东西，是因为我们觉得它对我们的生存至关重要，而且我们会高估它的价值。

是否要做出携带石头的决定？在决策过程中还有一些棘手的问题。也许在你的视线之外，有一片页岩地，那里有大量的类似的锋利岩石。也可能，你将会走过一片只有沙土的平坦地带，你没有机会再碰到这样的岩石。我们的内心深处非常害怕错过机会。

> 如果某样东西并不常见或有一定的稀缺性，我们的大脑就会认为它具有额外的价值。

当某样东西成为我的财产时，我会比其他人更珍惜它。我们的注意力会转向积极地保护我们已经拥有的东西，而不是获取新的东西。前面已经讲过，相比于获取的欲望，对失去的恐惧是更强大的动力。害怕失去的威力大约是前者的两倍，当然这也会因情况而异。

> 我们之所以会高估已有财产的价值，究其根源是因为我们需要为不确定的未来做好充分准备。

在现代社会，这些进化出来的冲动常常会把我们引入歧途。携带或运输物品对我们来说不再是个难题，汽车或小货车的后备厢空间相当大。我们也不必为物品的获取而操心——在高效的市场上只有你想不到，没有买不到。而且物品的存储也不成问题。塞满东西的壁橱、食品柜、工作室、车库以及巨大的仓库都是佐证。我们囤积和"收集"的物品不计其数，种类也非常多。

> 所有权并不一定是字面意义上的，其他因素也会影响我们对拥有某物的心理感受。

与物品产生实际接触或者把玩物品都会加深你与物品的感情。试穿衣服或试驾新车能够模拟出一种拥有感，并产生积极的情绪。期待会刺激你的想象力，让你在内心模拟使用这个物品的过程，那种感觉就仿佛你已经拥有了这个物品。正向的探讨和对未来的积极想象也会影响你与物品建立依恋感的速度和程度。

哪里有不公，哪里就有反抗

我们逐渐发展到高度合作的阶段。然而，在个人需求的满足和群体需求的满足之间往往不能两全其美。我们可以选择以一种贪婪和自私的方式行事。但是，我们可能会失去与他人合作所能带来的直接利益和长期利益。

> 我们希望能够被公平对待，如果我们觉得自己遭遇了不公，就会进行强烈的反抗——甚至不惜牺牲我们自身的利益。

如果从个人利益的角度来看，这似乎是一种不适应的表现。毕竟，"聊胜于无"嘛。按照这个逻辑，即使能得到一点点面包也会让我们自己过得更好——所以我们应该接受，而不应该搞得两败俱伤。

然而，为了让人类能够合作，我们承担了很大的进化压力。对我们的灵长类表亲来说，排斥不公同样是与生俱来的反应。我们宁愿什么都得不到，甚至宁愿承担消极的后果，也不愿接受一个不公平的结果。不公平所带来的情绪影响压过了任何可能收获的实际利益。

> 对不公的零容忍会驱使我们来纠正不公平的情况。

不公平就像是让人禁不住去搔的痒。一旦我们目睹或体验到不公，我们往往会过度反应，而且这种反应会继续困扰我们。前脑岛和其他大脑区域参与了不公平感的加工。问题得不到解决，我们的怒气就不会平息。

大脑颞上沟（superior temporal sulcus）区域会帮助我们想象他人的情绪并与他人产生共情。我们能够通过自己的慷慨之举感受到他人的快乐——即使我们需要做出牺牲。镜像神经元让我们能够通过模拟他人的情绪来了解他们的想法。我们对创造这样的共情反应有着强烈的需求，我们甚至会把这种共情泛化到毛绒玩具和电脑程序上。

利他行为让人感觉良好——在某些情况下，让出某些东西真的会比保留这些东西给我们带来更好的感受。

我们大脑中有一个叫作腹侧纹状体（ventral striatum）的区域，它对群体的整体回报极为敏感，而对我们个人的回报并不敏感。这就对冲了我们希望在与他人的每一次交流中都实现个人价值最大化的需求。

只要结果在"公平"的范围内，我们将通过合作，把整体的结果放在第一位。

能够帮助我们关心的人，会让我们感觉很愉快。每当我们想到"合作"这个概念时，我们往往关注的是自己能从别人的支持中得到什么好处。但是，合作还有其他的好处。

服务他人和支持他人有助于提升我们的幸福感。

我们不光考虑自己，我们还把他人的幸福视为一个重要的内在目标。

社交范畴和交易范畴

在什么情况下需要考虑社会因素？我们什么时候会更自私，更专注于个人？

> 我们在两个独立且互不相容的范畴中运作——社交范畴和交易范畴。它们有着不同的准则。

所谓社交范畴是指我们与群体中相对较少的内部成员进行的持续性的——甚至是终生的——互动。当我们与陌生人或不经常接触的人打交道时，交易范畴则占主导地位。在社交范畴，我们不要求对方立即偿还之前欠下的人情或立刻履行应尽的义务。而在交易范畴我们会有这样的要求。

请想象两种相似的情况：你是某一特定知识领域的专家，薪酬丰厚。一个朋友找到你，需要得到你的帮助。第一种情况，他只是请你给予帮助。第二种情况，他提出要付给你常规价格的一半。结果可想而知。如果朋友单纯向你寻求帮助，你很可能会配合对方的要求，并且会因为你分享了自己丰富的专业知识而感到开心。如果朋友要求你给个折扣价，你很可能会感到不满，觉得自己的价值没有得到应有的尊重，结果是你不太可能帮助这位朋友。

再想象两种情况：一个朋友给你带了一个小礼物，你表示了感谢。第一种情况，朋友说这个礼物是专为你买的，他知道你会喜欢它。第二种情况，朋友说这没什么大不了的，因为买这个礼物没花多少钱。同样，结果不言而喻。在第一种情况下，你会很感激。在第二种情况下，你会感到被轻视或心怀怨念。社会关系一旦遭到这种破坏就难被修复。

> 一旦涉及钱财方面的考量，互动关系就从社交范畴转换到交易范畴了。此后，互动关系会在交易范畴保持很长一段时间。

一提到钱，人就会变得更加自私、更加自立。人们会想花更多的时间独处或孤军奋战。

互惠和义务

许多动物通过交易和分享食物来互相帮助。当然，占统治地位的个体会在进食方面享有特权，不过在它们吃饱之后，它们可能会把剩饭留给别人，以示慷慨。

> 当别人为我们做了一些事情后，我们就会觉得有义务给予回报。

但是这仍然解释不了人类的互惠性利他行为。这种行为会随着时间的推移而持续发酵，而不是简单地在交换的那一刻完结。

与其他动物不同，我们会持续追踪自己欠下的人情债。在还清之前，我们会感到不舒服，甚至有点焦虑。这一人类行为规范放之四海而皆准。很可能是在饥荒或饥饿盛行的年代，我们因合作的需要而形成了这种规范。

> 偿还人情债的形式多种多样。

包括食物、技能教学、贸易、送礼、联盟、防卫、照顾，甚至是非指定性的未来的福利。我们远古的祖先创造了欠人情债的网络和复杂的还人情债的网络，我们得尊重这种投桃报李的准则。

> 待偿的人情债有着强大的力量，它使人们在将资源拱手相让的同时，并不会真的让自己产生损失。人们可以通过慷慨的姿态换取可靠的合作。

当你为亲朋好友提供帮助时，互惠互利和热情好客都是顺理成章的。然而，为了让人们能将这种合作的选择扩展到非亲非故的人身上，那么，某些进化条件必须要就位：

- 我们必须有给予的内在动机，并享受给予的行为。

- 必须存在反复的互动——包括未来能有偿还人情债的机会。

- 我们必须能分辨不同的人，能记住我们对什么人欠了什么人情。

- 还人情债的需求不能随着时间的推移而迅速消失——特别是比较大或比较难忘的人情债。

- 诚信的声誉是一种重要的社会资本——这能够

促使我们履行自己的承诺。

● 初始的馈赠必须能够可靠地触发等值或更大价
值的人情债。

最后一点很重要。

> 即使你收到的馈赠是"不请自来"的,这样的馈赠
> 也一样会引发亏欠感。

如果提供初始馈赠的人总是落得竹篮打水一场空的结局,得
不到任何有价值的回馈,那么整个人情债系统就会崩塌。从进化
的角度来看,即使是"不请自来"的人情债也必须推动互惠。
只要别人投之以桃——哪怕不是我们要求的,我们也得报之以
李。尽管这种回报行为并不总是让人感到快乐,也并不一定是完
全自愿的。我们很难对"不请自来"的人情置之不理,不予偿
还。事实上,对人情债的对象我们并没有多少选择权,权力掌握
在发起交换的人手中。

假如我们之后的确得到了相应的回报,但是回报比我们最初
给予的价值更低,那么就无法发展出可靠的合作关系。在交换的
双方之间,进化有其偏向的一方,那就是最初的赠予者,这样群
体才能从密切的合作中获益。

> 滴水之恩,往往会换来涌泉之报。

由于人们倾向于回报更大的价值,这种倾向往往会被利用。

试用品就是一个很好的例子。如果有人试用了一种产品或服务并从中受益，就会产生强烈的购买冲动。"免费"的样品让我们背上了人情债的枷锁。

这种方法也是一种非常有效的交涉技术，并且与我们的个人诚信感紧密关联。

> 最初帮了一个小忙的人更有可能答应后续的更大的请求。

第二十二章　从众和诚信

他人的内心世界

在西方，人们普遍认为个人是社会的基本单位。我们每个个体的生活都很重要，我们如何能充分展现自己的特点是我们实现幸福的关键。随波逐流被视为性格软弱或意志力缺乏。在现实中，"独立个体"这个概念是我们周围的文化部落偷偷植入我们脑中的一个观念。

相比之下，在东方，社会是围绕着群体规范组织起来的，从进化的意义上讲，这才是更自然的一种组织形式。人们应该与周围的人和谐相处，这样才最有机会打造出高效的社群生活。

大脑中与自我概念相关的区域会受到社会的影响，这是不可避免的。

> 我们会从周围的人那里得到社会信号，而社会信号深刻地塑造着我们的行为，即使我们对此毫无意识。

我们对别人的声音、手势和面部表情非常敏感。尤其是面部表情，它提供了大量的信息。面部表情有着与生俱来的共性，即便面对非本族群的外来人士，我们也可以通过面部表情来传递信息。梭状回面孔区（fusiform face area，FFA）使我们能够提取零散的特征，识别特定的面部表情或情绪表达。这些面部表情信息还将与个人的身份信息以及我们与对方之间的历史信息进行结合。通过调用镜像神经元，我们可以立即模拟对方的感受，营造共情状态，并做出恰当的反应。这为我们该如何行动提供了重要的线索。

能够准确识别自己与他人之间的情感关系是一种能力，这种能力在很大程度上依赖良好的夜间睡眠。如果我们欠了一笔睡眠债，那么第二天早上醒来时，我们会变得更加多疑，即使是中性的表情也会引起我们的恐惧感或潜在的威胁感。

群体的力量

正如我们之前讨论过的，我们是高度文明的生物，能够运用部落积累起来的知识制造生存的优势。文化比我们在有生之年通过直接经验所能创造的任何东西都要强大得多。想要传播文化，我们必须以社会规则和规范为前提，并遵循它们。

> 我们通过模仿别人来确定什么是正确的行为。为了顺应群体，个人经常会改变自己的信念、观点和行动。

什么时候该依据这种"社会证据"来采取行动呢？我们主

要会寻找两类线索。

> 群体的规模以及这群人的行为是做出选择的可靠指南。

从众的需求与我们身边采取某种行为的人的数量密切相关。

如前所述，我们更关注与我们性别相同、语言相同、种族相同的导师和榜样。

> 与自身相似度最高的人更容易对我们造成影响。

当我们不知道特定情况下什么才是正确的社会行为时，从众效应最为强烈。在这种情况下，我们寻求安全，希望避免意外的负面后果。所以，我们会格外注意周围人的行为。

> 当我们对自己或周围的环境感到不确定时，我们更容易受到他人的影响。

社会规范可以产生双向的影响。如果我们发现自己的表现没有达到群体的水平，我们会加倍努力。然而，如果我们发现自己超出了群体标准，我们就会有所松懈，以便更好地融入群体。

诚信和一致性

正如我们前面讨论的，互惠的关键机制在于未来需要偿还的人情债。我们必须记住并偿还我们欠别人的债。同样，我们只能指望对方愿意履行他们的诺言。

> 我们必须学会信赖别人的诚信——相信他们愿意始终如一地、正直得体地做事。

"始终如一"这个词让人联想到可靠、守规矩和可预测等相关品质。相反，一个前后不一的人会被描述为出尔反尔、肆意而为、反复无常、不稳定、不可靠——很难说这是一串讨喜的品质。

前后不一不仅会损害个人的声誉，它也会带来巨大的社会压力。

> 我们要遵循群体的规范，这就要求我们保持始终如一的行事方式。

如果一个人的行为和信念与团队不一致，那么这个人就是一个糟糕的团队成员。这样的人往往会受到严厉的社会制裁。他们要么被迫服从，要么被逐出团体。

> 一旦我们确立了自己的立场，随之而来的就是要维持始终如一地坚守立场的压力。

即使是在最初的想法中存在的微乎其微的倾向性，也会迅速形成坚定的信念和行为。

为了形成这种一致性，我们必须做出承诺。最强有力的承诺是自由选择的、开诚布公的并且涉及牺牲的承诺。

在这种情况下，我们将感受到双重压力。我们的内在自我形象希望我们的行为是正直的，是符合承诺的。别人对我们的观感也会从外在迫使我们顺从。一旦做出承诺，就不必再费劲去巩固它。我们会自动地依承诺行事，直到我们的信念在未来再次被迫改变为止。

自愿行为是一粒种子

高大的橡树是从一粒小小的种子长成的。类似地，强大的承诺源自于微小的自愿行为。

一个小小的自愿承诺会使之后做出更大的承诺变得容易得多。

正如我们在前面所看到的，一个人根深蒂固的信念是非常难以改变的。最佳的路径是偷袭——小处着手，大处着眼。

如果一个人自愿做出一个承诺，他的自我形象即刻会被这个行动重塑。

于是雪球滚了起来，与初始承诺行为一致的更重要的行动成为可能。这种层层递进的承诺形成了一股遵守誓言的洪流，其汹涌的推动力可能会导致巨大的变化。

随着年龄的增长，守信的需要似乎越来越强烈。目前还不清楚这是由大脑可塑性的下降而造成的，还是大脑需要保留能量导致的结果。

公开表明立场

我们一直处于别人的观察和评判之中。来自同伴的压力，对社会规范的遵守，以及对违规行为的惩罚，共同构成了我们的日常世界。

> 我们的承诺越是公开，我们就越会坚定地遵守承诺。

举手表态、口头表达、写下诺言或者签署文件都会提升我们兑现承诺的可能性。

> 知晓自己将在众目睽睽之下做出具有承诺性质的行为，对我们有强有力的影响。

自我牺牲

加入还是退出？

你是为了自己而加入的，还是为了部落的福祉而退出的？

这类问题的答案在我们的进化史上产生了生死攸关的后果。

要想衡量一个人的承诺，比较有效的方法是让这个人经受考验。如果他们愿意为了集体的利益而牺牲个人的利益，就会被认为是可靠的并被接纳。

> 如果某人愿意经历巨大的痛苦或克服一大堆麻烦来得到某样东西，那么他会比那些只费吹灰之力就得到同样东西的人更珍视这个东西。

古往今来，这类考验和启动仪式对群体来说是一种源远流长的人类经验。在现代社会，这种测试仍然在延续，之所以能延绵不绝，是因为它们是经过精心设计的，其目的正是逼近体力消耗、心理压力和社交尴尬的极限。

> 最艰难的入会仪式能使团体形成最紧密的团结。

牺牲能够强化新成员对团体的承诺，同时产生一种成就感和自豪感。获得团体的接纳越是困难，该团体成员的身份对潜在的未来成员的吸引力就越强。

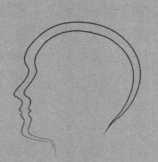

第五部分
我们该怎么做

第二十三章　活得更原始

探索原始大脑的旅程已经接近尾声，感谢大家给我这个机会来做你们的向导！

希望你能通过这趟旅程学到一些新东西，改变一些对人类同胞的看法。如果想要将本书中的知识应用到特定的领域中去，可能还需要进行许多额外的学习。

最后我想帮读者们简要总结出一些要点，来帮助大家提升个人效率和成就。通过前面的阅读你们应该能够理解这些要点正是人性的基础，也能明白其中的原因，而我列出这些要点也是希望能够为你们未来的探索指引方向。

保持睡眠充足

你想成为一个偏执而又好斗的混球吗？你想变得沉闷，丧失学习能力，缺乏原创性或创造性的想法吗？你想变得更容易受伤、更容易患各类疾病、身体技能更差，或者过早死亡吗？

只要不让自己拥有规律且充足的睡眠，你就可以实现上述愿望，甚至能得到更多！

睡眠是地球上所有动物的生命基础。然而，作为"现代"

人类，我们经常自欺欺人。以自然光为基础的明暗节律遭遇人造光的冲击。我们错误地认为熬夜会让自己"效率更高"。

不幸的是，由"睡眠不足"欠下的睡眠债永远无法全额偿清。我们对大脑和身体造成的伤害会积少成多，进而影响我们生活的方方面面。

我们比其他动物要"社会"得多，这离不开我们能够读懂并理解他人微妙情绪的能力。如果不能保证适当的睡眠，那么就个体而言我们将无法发挥作用，也无法建立一个有效且健康的社会。

天黑了，放下你的手机，不要再追剧了。关灯。

去睡觉吧。

重视身体

人们通常认为大脑是至高无上的掌控者，而身体只是大脑顺从的仆人。

这条人为划分出来的界限其实并不存在。

进化在基因的层面塑造着我们。大脑的确是一个重要的身体结构，但是它只是众多的组成部分之一。如果没有循环、呼吸和消化，你就不存在。

虽然这本书重点关注的是大脑，但是中枢神经系统会延伸到众多身体系统中去。它通过不间断的对话发号施令并收集反馈。控制随意肌的神经一直延伸到你的四肢末端，让你能够行走在这个世界上。你的大脑无处不在，它是一个统一有机体的一部分。

想要让大脑性能达到巅峰，维持身体的健康是必不可少的。正如前面提到的，睡眠是维持大脑和身体健康的基础。除此之外，定期锻炼和健康饮食也至关重要。

几乎所有的世界级运动员的训练方案中都包含重量训练。我们的肌肉中含有控制肌肉的神经细胞，能够可靠地增强并修复这些神经联结的唯一方法就是撕裂肌肉组织——也就是这些神经所在的地方。通过锻炼和重建肌肉，你的神经系统和大脑会得到改善。单纯凭借有氧运动并不能带来这种益处。

如果你要锻炼，请考虑尽可能多地在室外锻炼。徜徉在大自然中让我们体验到安全与活力，这是进化使然。现代生活方式迫使我们将大量的时间花费在建筑物内和交通工具上。这些设计都是专门用来把自然世界"关在门外"的。越来越多的科学证据表明，户外活动时间的减少会对我们的身心健康产生负面影响。

出门去，动起来。

经常运用你的直觉和情绪

除非面临生死攸关的危机，否则你的全部决策都取决于你依据感觉状态进行调整的能力。大脑中的理性区域大多数情况下处于休眠状态，而深藏于潜意识中的前语言智慧在很大程度上主导着一切。以过去的经验和记忆为基础，情绪会决定你的喜好或厌恶。

不幸的是，大多数时候我们对微妙的内在状态并没有觉察。我们经常在源源不断的压力之下工作，殊不知这些压力其实是自我诱发的；而这些压力就像毒药一样每天渗入我们体内，侵蚀着我们的健康。我们以牺牲自我关照为代价，把那些没完没了的"必做"事项排在最高优先级。于是乎，在责任和休息之间形成了错误的二元对立。我们纯粹依靠意志力来完成任务，而这种做法会使责任和休息都陷入亏空状态。

想要重新找回平衡吗？退一步，海阔天空。

认真倾听我们情绪的声音，当情绪要求我们为平衡创造心理空间时，要跟随情绪的指引。只有经常性地降低心理噪音，倾听浮上意识的微弱的信号，才能听得到情绪的指引。

一个很好的方法就是定期参加有意识的正念练习。

越来越多的科学证据表明，冥想、太极拳和瑜伽等活动对身心健康有益处。这些由来已久的练习是用来掌控自我的有效方法。这些练习都能使大脑和神经系统得到平静和有效的调节——通过这种变化来改变你对压力的反应。

先将正念练习融入你的日常生活，然后，这种支持性的练习就会成为一种习惯，也更容易被坚持下去。航空公司的安全说明会提示大家："在帮助别人之前，请先戴好自己的氧气面罩。"这个道理也适用于你自己的情绪。

不要忽视情绪方面的自我关照。

不要对人工化学制品上瘾

正如我之前提到的，大脑中的化学物质对我们的行为有着强大的影响力。进化出这些化学物质是为了激励我们追寻生存的目标。我们的身体在自然状态下也能产生少量的"快乐"化学物质，从而促使我们完成重要的工作。一旦必要性不复存在，快乐物质的释放就会立刻停止。快乐不是一种持久的状态，而是一种短期的动机源泉。

我们不再生活在小部落中。现代文明社会经常创造出扭曲的环境，在这样的环境中我们盲目地追逐着快乐化学物质带来的爽感。

随处可见的高糖、高脂肪、高盐加工食品就是一个很好的例子。我们是在粮食短缺的前农业时代进化成人类的。那时候高糖食物是很罕见的，高糖食物的能量会以脂肪的形式被储存在体内。我们所摄入的那些加工后的碳水化合物食品恰恰迎合了这些进化的弱点，由此导致了肥胖、心脏病和糖尿病的全球流行。

类似地，看色情视频会引发难以克制的手淫行为，随之而来的性高潮会给我们带来生物化学层面的回报；导致没有亲密的性伴侣，我们也可以随心所欲地进行性幻想。

电子游戏和虚拟现实让我们能够沉浸式地进入一个可以被操控的世界。在这个虚拟世界中，我们拼尽全力实现目标，然后就能获得奖励。经过游戏设计师的精心打造，多巴胺和肾上腺素可以持续地释放，激励着我们不断进入下一个关卡。

以上这些都是难以控制的冲动行为，研究证实，想要控制或者停止此类行为难于上青天。不过，至少上述所有行为所释放的都是身体自然产生的神经递质。

当我们开始通过吃、喝、吸入或注射等方式来获取外在的化学物质，那就真的大难临头了。正如本书前面所讲的，合成毒品会压制身体的快感回路——通常会导致上瘾。合成毒品还会抑制大脑的反应——这样一来，正常的活动不再有趣，也不再令人愉悦。

尽量不要碰非自然的外源性药物，或者尽量少用。

不要做独行侠

对哺乳动物来说，生活是一项团队竞技。脱离自己的部落或团体通常意味着快速死亡。更何况在哺乳动物中，人类又将社会属性发挥到了极致。人类是所有哺乳动物中社会性最强的，论社会性，其他哺乳动物望尘莫及。我们在出生时是无助的，不得不依靠别人才能学习如何驾驭周遭的世界。

我们假定世界是存在社会规则的，即使我们或许对这些规则还不甚理解，这些规则仍然一刻不停地发挥着作用。我们的内心住着一个批评家，他迫使我们自己以及他人遵守社会规范和观念。

被孤立让我们感觉很糟糕，甚至会让我们疯掉。尽管交通和通信取得了惊人的进步，但是大多数人在现代社会中仍然被包围在陌生人之间。我们只是随意地、蜻蜓点水式地与陌生人互动着。虽然我们的地球越来越拥挤，但是我们却经历着孤独和绝望的危机。

很多文献充分证明了强有力的社会支持所产生的影响，缺乏社会支持会给我们的健康、幸福感和寿命造成灾难性的后果。

保持原始意味着保持社交。可以给自己找一些群体活动，经常性地参与团队或小组活动。什么团队并不重要，重要的是你们要经常互动，形成一定程度的紧密关系，拥有共同的经历和历史。

要确保自己能持续不断地获得社会支持。

教学相长

人类的社会学习可以追溯到史前阶段。传播文化的需要使我们进化成充满好奇心的学生，同时也是乐于传道授业的老师。

如果你对某一学科感兴趣，那么可以找个人去学习。通常，想要在选定的兴趣领域内达到知识水平的最高境界，学徒的过程是必不可少的。通过长期跟随一名熟练的实践者，你将获得非凡的能力。别人需要经年累月才能学到的技能，甚至需要经过几代人的努力积累的经验，在学徒过程中就能被你洞察并学习，令你受益匪浅。

如果你自己已经获得了某种能力，那么考虑一下，是不是该教教别人了？你可能会发现通过教学获得的威望回报将会相当可观。你作为师父、老师或榜样将会传播许多个人层面的和社会层面的善意。

　　学、做、教。

第二十四章 迎接挑战

繁荣——技术正在为一切加速！

加速度本身也在加速增长。增长的趋势越来越难以预测，反而更像一场狂暴的龙卷风——来势汹汹地对这个星球上的方方面面进行重新排序，甚至使它们发生本质的变化。对我们的大部分祖先来说，终其一生——甚至在随后的几千年里——日常生活基本上不会发生什么变化。而我们眼下这个时代却不可同日而语。

火、车轮、印刷术、蒸汽动力、电力、计算机以及一个可以瞬间连接地球上每个人和每个传感器的全球网络的崛起——你能感受到这些变革在你身体中卷起的波澜。未来的冲击正在发生，所谓的即将到来的时刻转眼就变成明日黄花……

所谓的"奇点"是某种有适应性的、有自我意识的、完全自主的全球智能，在奔赴"奇点"的过程中，我们对自己生活进程的影响力日趋弱化。

虽然这并非出于我们的本意，但是常规意义上的人类已经时日不多了。如果我们人类得以继续作为一个物种存在，很可能会被基因工程改造，然后直接被塞进某个巨大的脉冲矩阵中去。围绕着"何以为人"的定义将会产生许多伦理困境，许多关于

"生而为人"的我们最为珍视的本质基础都会因此而被动摇。当然，这还得满足一个前提条件——机器决定让人类继续存在……

> 当我们没有足够的时间进行有意识的思考时，我们如何在动荡的变化之中求得生存？

在这本书里，我想给你的是一张从过去寄来的明信片和一张现在的快照。我想要帮你呈现出在这个星球上，我们80亿人所共有的和共享的东西。

高度社会化的天性是我们人类的核心。我们既可以依靠集体的力量实现伟大的壮举——想象力的飞跃和共同的成就，也可以为了微不足道的分歧反目成仇，大规模地征服践踏、互相残杀。

对我来说，方向很明确。我们必须建立一个中心。我们需要向所在的社群投注精力，并努力克服那些想要让我们分崩离析的强大离心力。为此，我们需要做出两个有意识的承诺。

> 使自己依附于越来越大的部落。

从自我到家庭、邻里、城市、国家、民族、全人类，再到地球上所有的生物，乃至环绕着我们的整个宇宙。如果我们加入的部落太小，我们就会把部落范围以外的一切人和事都变成"外人"和"关我什么事"。我们会和"外人"进行激烈的斗争，我们要让自己的部落安全，所以我们不关心别人的死活、别人的事儿。

有些"领导者"总是在划分界限，而且会强调你们所珍视的事业，为此不惜凌驾于他人的需求之上，请提防这种"领导者"。你应该追随的反而是普世主义者——他们为人类的基本尊严而奋斗，他们竭尽所能去扩大关注的范围并推广正义的行动。

灵活地接受更大的部落并不是一件易事。我们大部分的文化学习都发生在童年时期。像其他值得付出努力的事情一样，这种有意识的边界扩展也离不开经常的练习。要适应不舒适感，坚持不懈地从"别人"（而且是各种不同的"别人"）的角度看问题。这是一种挑战，它会撕扯你，令你左右为难，但是它也会打开你的心扉，形成联结，促成理解。

> 为了让整体大于部分之和而奋斗！

是的，我们是非理性的。是的，我们在进化的过程中走过的捷径并不总是对我们有利，但是我们所拥有的情绪和直觉仍然有着美妙的复杂性。我们不单单是由一堆倾向和一堆特质所组成的集合。我们要拥抱完整的自我，而不能只是冷漠地对自我进行医学解剖，也不能只把我们的思维拆解成"理性"的思考。通过放慢脚步，深入感受事物的本质，我们可以真正地实现思想、身体和精神的统一。这是服务于自我和服务于他人的最佳方式。

附录 推荐阅读

在写作本书的过程中，我阅读了下面列出的书籍以及其他几十本书，还有无数的文章和研究论文。我希望本书能够激发你的求知欲，使你想要更深入地探索一些主题。我相信还有很多其他值得读的书，不过下列这些书籍已经够你读一阵了，而且会让你兴奋一段时间！

> 读者可以通过网站 PrimalBrain.com 来查询这些著作及其他资源，想要了解关于作者蒂姆·阿什的信息，请访问网站 TimAsh.com。

《设计师要懂心理学》 Susan Weinschenk（9787115313089）[⊖]

本书聚焦于平面设计师如何能够更有效地传达信息。这本华丽的全彩书籍还涵盖了数十种行为偏差和视觉偏差，这些偏差都有其进化上的渊源。最新的第二版现在已经面世。

《眨眼之间：不假思索的决断力》 Malcolm Gladwell

[⊖] 对于能够确认对应中文版著作名的书籍，译者已将 ISBN 替换为中文版的，同时直接采用中文版著作名；对于未找到对应中文版著作名的书籍，ISBN 为原著中所提供的编号，著作名为原文直译，同时为便于读者查阅原著，保留了英文著作名，下同。——译者注

（9787508631363）

这本书对我们的潜意识大脑进行了证实，并证明潜意识大脑有能力对海量信息进行整合，并且能够将其转化为即时决策。这本书通过惟妙惟肖的描写和引人入胜的轶事，揭示了原始大脑的力量及其局限性。

《销售控脑术：如何抢占消费者的思维心智》 Roger Dooley（9787111477075）

这本书的重点内容是神经营销和说服，不过紧凑的章节中也涵盖了许多影响消费者选择的行为经济学原理以及感知偏差。

《让大脑自由：释放天赋的 12 条定律》 John Medina（9787213066641）

通过时髦的当代故事为非专业读者概述了大脑功能的关键组成部分，并进一步探索了大脑在儿童发展、学习和记忆方面的应用，强调了睡眠和锻炼对大脑功能的举足轻重的影响。

《畅销的原理：为什么好观念、好产品会一炮而红?》 Matthew Willcox（9787550290990）

这是一本很扎实的著作，对行为科学进行了概述并将其应用于市场营销。主要面向的是专业的营销人员，不过这本书的确触及了行为科学背后潜在的进化机制和偏差。

《买：顾客为什么买? 如何购买? 买的真相!》 Martin Lindstrom（9787300101057）

这本书将脑成像原理应用于广告和营销，读起来轻松有趣。对品牌、群体身份以及影响购买的决定因素进行了妙趣横生的探讨。

《寻找爽点：是什么让我们欲罢不能》 David Linden
（9787213088537）

这本书是由一位神经科学家写给大众读者的，它剖析了大脑中关于冲动和寻求快乐的基本机制。本书探索了神经化学物质对各种各样的人类行为和成瘾所造成的影响。

《消费本能：美味的汉堡、法拉利、色情产业和送礼中揭示出的人性》（*The Consuming Instinct*：*What Juicy Burgers*，*Ferraris*，*Pornography*，*and Gift Giving Reveal About Human Nature*）Gad Saad
（9781616144296）

通过我们想要获得的商品，生动地概括了我们的消费习惯，对地位的追求，以及社会方面的和性方面的信号。

《解码：隐藏在购买背后的科学》（*Decoded*：*The Science Behind Why We Buy*）Phil Barden（9781118345603）

这本漂亮的全彩书不仅好看，而且展现了市场影响和品牌管理的实践者们的丰富见解。它阐述了我们如何感知和接收信息，介绍了背景信息的影响力以及营销人员是如何影响决策的。

《笛卡尔的错误：情绪、推理和大脑》 Antonio Damasio
（9787550299177）

这本大部头作品探索了思维、情绪和认知的生物学基础。在阅读这本书的过程中，你会获得关于大脑的解剖学和功能区域的详细知识。

《根基：在一个被社交技术改变的世界中获胜》（*Groundswell*：

Winning in a World Transformed by Social Technologies）Charlene Li，Josh Bernoff（9781422161982）

这本书介绍了在社交媒体时代吸引眼球、扩大受众和创建品牌的实践指南。

《快乐大脑的习惯：重新训练你的大脑以提高血清素、多巴胺、催产素和内啡肽水平》（*Habits of a Happy Brain：Retrain Your Brain to Boost Your Serotonin，Dopamine，Oxytocin，& Endorphin Levels*）Loretta Graziano Breuning（9781440590504）

在你的大脑中循环着各种动机类化学物质或者说"快乐"的化学物质，这本书对它们进行了精彩的叙述，同时也介绍了它们的缺点。

《我们如何决策》（*How We Decide*）Jonah Lehrer（9780547247991）

从各种不同的专业领域切入——从飞行员、运动员到其他需要在压力下做出高风险决策的人——对决策过程进行了概览。本书探讨了直觉大脑和推理大脑之间的权衡和信息传递。

《我，哺乳动物：如何与对社会权力的动物性渴望和平共处》（*I，Mammal：How to Make Peace With the Animal Urge for Social Power*）Loretta Graziano Breuning（9781941959008）

这本书研究了哺乳动物的社会等级动态，重点关注我们如何应对机遇和挑战，以便在我们的部落群体中获得地位。

《影响力》Robert B. Cialdini（9787300072487）

这是一本有影响力的书，它以直接的营销研究为基础，主要关注决策的社会属性。它探讨了送礼的影响，公众对承诺的一致性，我们周围的群体和权威人物的影响。

《Landing Page 优化权威指南》 Tim Ash，Rich Page，Maura Ginty （9787302202073）

这也是我的作品（是与杰出的合著者一起撰写的），是一本关于登录页面优化的畅销书，已经再版发行。这是一本面向数字营销领域专业人士的详细指南，聚焦于转化率优化（Conversion Rate Optimization，CRO）的艺术和科学，也涵盖了许多关于说服的心理学方面的信息。

《助推：如何做出有关健康、财富与幸福的最佳决策》 Richard H. Thaler，Cass R. Sunstein （9787508684918）

这本书由两位卓越的学者写作而成，涵盖了行为经济学对于个人决策和社会决策的形式多样的"助推"影响及其相关应用。

《网页设计心理学》 Susan M. Weinschenk （9787115300973）

一本应用心理学原则创建网站的靠谱手册。

《销售脑：如何按下消费者大脑中的"购买按钮"》 Partrick Renvoisé，Christophe Morin （9787213061486）

神经营销是一个新兴的领域，本书对该领域进行了简要概述。书中介绍了一些方法，能够启动原始大脑的自动反应。

《强势谈判》 Chris Voss，Tahl Raz （9787510852817）

一本关于在高风险环境下如何谈判的有力著作。书中涉及许多人际动力学和社交动力学的内容，想要得到最好的结果，你需要掌握这些关键信息。

《重新定义推销：好 Pitch 让客户和投资人主动找你》 Oren

Klaff（9787115412959）

本书以第一人称叙述，让读者理解如何按照符合原始大脑的方式来掌控财务谈判。本书提供了一个关于支配心理的有趣视角，告诉我们如何在各种情况下击败对手。

《定位：争夺用户心智的战争》 Al Ries，Jack Trout（9787111577973）

这是一本市场营销的经典著作，它详细说明了如何在消费者的头脑中构建关于你的产品的想法，以及如何利用潜意识的捷径来实现上述目标。

《怪诞行为学：可预测的非理性》 Dan Ariely（9787508622187）

一本可读性很强且发人深省的书，来自顶级行为经济学研究者的一手资料。主要涉及消费经济学和强迫选择决策。

《人类简史：从动物到上帝》 Yuval Noah Harari（9787508647357）

这是一本令人大开眼界的杰作，它描绘了人类作为一个物种从早期崛起发展到当今的文化和社会的旋风式进化历程。

《社交天性：人类社交的三大驱动力》 Matthew Lieberman（9787213072864）

这是一本引人注目的著作，介绍了我们的社会本质及其基础。书中对社会思维与非社会思维进行了描述，并且讲述了我们有对自身社会地位进行持续性的再审视和再评估的需求。

《人类成功统治地球的秘密：文化如何驱动人类进化并使我们更聪明》 Joseph Henrich（9787508686721）

这本引人瞩目的著作强有力地阐明了我们传播文化的能力与

人类进化的相互依存关系。诸多案例显示，通过部落学习获得的
能力远比个人通过直接经验学习到的能力更先进。

《讲故事的动物：故事造就人类社会》 Jonathan Gottschall
（9787508668499）

本书生动地描述了为什么我们需要通过编造故事来对我们的
经历进行解释并提炼其中的意义，从心理学和进化的角度描述了
想象力的力量以及故事中共性主题的反复再现。

《思考，快与慢》 Daniel Kahneman （9787508633558）

在这本厚重的大部头著作中，作者帮助非专业读者对心理学
和决策方面的原创研究进行了提炼。虽然不同的人看这本书会有
不同的侧重点，但是你可以出于不同的目的反复从这本书中挖掘
有价值的内涵。

《我们为什么要睡觉？》 Matthew Walker （9787559648600）

这是一本由顶尖睡眠研究者完成的综合性著作。书中讲述了
睡眠的发展，睡眠紊乱，睡眠缺失的影响，以及如何获得更好的
睡眠。这是我这些年来读过的最重要的自助书籍。

《为连接而生：脑科学与强健的人际关系之间的惊人联系》
（*Wired to Connect：The Surprising Link Between Brain Science and
Strong，Healthy Relationships*） Amy Banks （9781101983218）

这本可读性很强的著作探讨了我们的社会属性及其重要性。
书中也提出了一些实用的策略，这些策略能帮助我们在大脑中强
化社交能力和人际关系能力。

致　谢

这是我的第三本书，所以我已经逐渐明白写一本书其实不是一个有着明晰的界限和节点的过程。这个过程的起点并不始于笔记本上的第一个单词，它也不完结于打印出来的成品。著作中所阐述的想法已经在我的脑海里回荡了许久，然后我又花了多年时间不断与他人分享并完善这些想法。在遥远的未来，作品的余音仍将继续与我的生活交织在一起。

首先要对我的妻子布里特以及我的孩子亚历山大和安雅致以无尽的爱和感激。我为了写这本书所倾注的难以计数的时间都没能和你们一起度过。那是我最大的损失。

向 Marty Greif、Robyn Benensohn、Dale Shimato、Erik Itzkowitz、Snejana Norris、Alexander Svensson，以及 SiteTuners 团队的其他成员表达我的爱和敬意。有了你们的帮助，我在本书中介绍的这些超给力的神经营销学定理得以被验证并应用，从而为我们的互联网营销客户创造了巨大的价值。

我要感谢 LevyInnovation.com 的 Mark Levy，他精彩而富有感染力的演讲启发了这本书，磨砺了这本书，并且为这本书找到了定位。我非常感谢互联网营销行业的朋友和同事们多年来给我的反馈、关心和支持：Ada Pally、Adam Kahn、Alan K'Necht、Allan

Dick、Alex Langshur、Alexandra Watkins、Alice Kuepper、Alison Harris、Allison Hartsoe、Alyse Speyer、Amy Landino、AmyK Hutchens、Andrew Beckman、Andrew Goodman、Andy Crestodina、Ann Handley、Anne F. Kennedy、Arnie Kuenn、Barbara Koll、Bart Schutz、Bill Hunt、Bill Leake、BJ Fogg、Bjorn Espenes、Brad Geddes、Brant Cooper、Brian Halligan、Brian Massey、Brian Schulman、Bryan Kramer、Bryan Eisenberg、Byron White、Charlie Cole、Charlotte Del Signore、Chuck Mullins、Corey Koberg、Dan Holsenback、Dan Mcgaw、Dana Todd、David Rodnitzky、David Szetela、Dharmesh Shaw、Don Norman、Eileen Hahn、Elizabeth Hannan、Elyse Kaye、Eric Enge、Eric Qualman、Geno Prussakov、Gianpaolo Lorusso、Glenn Mersereau、Glenn Millar、Greg White、Hansen Hunt、Hedda Martina Šola、Hunter Boyle、Jamie Smith、Jacco van der Kooij、Janet Driscoll-Miller、Jay Baer、Jeffrey Eisenberg、Jenny Evans、Jessica Ann、Jim Kukral、Jim Banks、Jim Sterne、Jodi Gaines、Joe Besdin、Joe Pulizzi、Joe Megibow、Joel Comm、Joel Harvey、John Hossack、John Marshall、John Whalen、Justin Rondeau、Kate O'Neill、Katrin Queck、Kelly Peters、Kevin Lee、Khalid Saleh、Krista Neher、Lance Loveday、Larry Kim、Larry Marine、Lars Helgeson、Leanne Webb、Lee Mills、Lee Odden、Lena Fussan、Loretta Breuning、Lou Weiss、Marc Poirer、Mark Jackson、Mark Knowles、Mark Plutowski、Marty Weintraub、Maryna Hradovich、Matt Bailey、Matt McGowan、Matthew Finlay、Maura Ginty、Melanie Mitchell、Michael Bonfils、Michael Stebbins、Michele Baker、Mike Roberts、Mitch Joel、Mo Gawdat、Mona Patel、Nancy Harhut、Natalie Henley、Nir Eyal、Patrick Bultema、Peep Laja、Peter Leifer Ⅱ、Phil Barden、Phil Leahy、Rich Page、Rick Perreault、Rob Snell、Robert Rose、Robert Cialdini、Roger Dooley、Roland Frasier、Ruth Carter、Sandra Finlay、Sandra Niehaus、Scott Brinker、Sean Ellis、Seth Godin、Shawn Elledge、Shirley Tan、Stas Gromin、Stephan Bajajo、Steve Biafore、Steve Krug、Stewart Quealy、Sujan Patel、Susan Weinschenk、Ted Roxbury、Thad Kahlow、Tobias Queck、Todd Crawford、Ton Wesseling、Tony Nash、Warren Jolly、Will Leach、Willem Knibbe、Valentin Radu 和 Vasil Azarov。

如果我无意间遗漏了谁，请原谅我，要怪就怪出版方催稿催得太急吧。

关于作者

蒂姆·阿什是进化心理学和数字营销领域公认的权威。他是一位广受欢迎的国际主题演讲家，也是畅销书作者。

蒂姆被《福布斯》评为十大线上营销专家之一，被《企业家》杂志评为最值得关注的线上营销达人。

蒂姆在四个大洲进行过超过 200 场的主题演讲，并且广受好评。由于听众的反响热烈，他多次获邀重返活动（会议），发表主题演讲。蒂姆不光擅长在大型演讲中展现魅力，而且在小型的高管面对面研讨会上也"圈粉"无数，听过蒂姆传授心得的听众已经超过 12000 人。他能够进行形式灵活的会议演讲，也能组织工作坊、提供企业培训服务（包括现场培训和虚拟培训）。蒂姆还会为部分高管人员担任线上营销顾问。

他是 SiteTuners 的联合创始人和首席执行官，为这家战略性的数字优化机构效力长达 19 年之久。蒂姆在以用户为中心的设计、说服、理解消费者行为、神经营销和登录页面测试等方面有着深厚的专业知识储备。20 世纪 90 年代中期，他就已经成为网站转化率优化学科的先驱之一。

蒂姆已经帮助一些主流品牌成功开发了网络营销计划，创造了超过 12 亿美元的价值。谷歌、Expedia、eHarmony、脸书、美国运通、佳能、雀巢、赛门铁克、财捷集团、Humana、西门子和思科等公司都从他的深刻见解和创新视角中获益匪浅。

他是国际数字增长释放系列活动的创始主席（自 2010 年以来，在美国和欧洲举办了 30 多场会议）。自 1995 年以来，他发表了 100 多篇文章。蒂姆还在线上为网站优化发声，他是 WebmasterRadio.fm 的播客"登录页面优化"的主持人（该播客超过130 集，受邀采访的都是网络营销领域的顶级专家）。

蒂姆获得了加州大学圣地亚哥分校的计算机工程和认知科学专业双学士学位，并获得了加州大学的最高等奖学金。他留在加州大学圣地亚哥分校攻读博士学位，主要研究机器学习和人工智能。虽然蒂姆没有进行论文答辩，但是他参加了候选人资格的角逐，并在此过程中获得了计算机科学硕士学位。

蒂姆出生在俄罗斯，长期和妻子以及两个孩子居住在圣地亚哥，那是一个太平洋沿岸城市，海岸近在眼前。蒂姆是加州大学圣地亚哥分校校运动队的佩剑运动员，还是有资格认证的太极武术指导员。他是一位诗人、画家、激情澎湃的摄影师，热爱旅游和艺术品拍摄工作。